Generis
PUBLISHING

Parasitología de la familia *Anisakidae*

Como hacer frente a la amenaza con Vigilancia Epidemiológica

Héctor Ramón Bracho Espinoza

Title: **Parasitología de la familia *Anisakidae***

Como hacer frente a la amenaza con Vigilancia Epidemiológica

ISBN: 979-8-89248-308-7

Author: Héctor Ramón Bracho Espinoza

Cover image: www.pixabay.com

Publisher: Generis Publishing
Online orders: www.generis-publishing.com
Contact email: info@generis-publishing.com

Parasitología de la familia *Anisakidae*

Como hacer frente a la amenaza con Vigilancia Epidemiológica

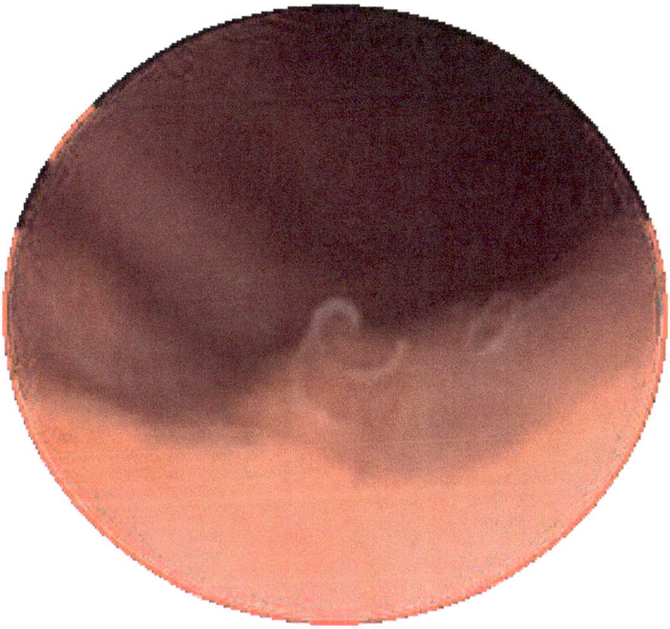

HECTOR BRACHO ESPINOZA

CONTENIDO

Prologo **9**

I. Vigilancia epidemiológica de la anisakiasis en el estado Falcón, Venezuela.... 11

Introducción 11

Objetivos 25

Metodología 26

Resultados 27

Propuesta del programa de vigilancia epidemiológica para la anisakiasis 29

Diseño de las características del sistema de vigilancia epidemiológica para la prevención y control de la anisakiasis en el estado Falcón 31

Desarrollo del modelo de sistema de vigilancia epidemiológica de la anisakiasis en el estado Falcón, Venezuela. 31

Discusión 39

Los elementos del programa de vigilancia epidemiológica de la anisakiasis 40

La propuesta del sistema de Vigilancia epidemiológica. 41

Conclusiones 42

Referencias 43

II. Conocimientos del pescador adulto mayor de médano blanco, sobre la higiene del pescado y anisakiasis 53

Introducción 53

DESARROLLO 54

Exposición del caso 56

CONCLUSIONES 59

RECOMENDACIONES 59

Referencias 60

III. Riesgos de anisakiasis por ingesta de pescado insuficientemente cocinado en costas del golfete de Venezuela. 63

Introducción 63

Materiales y Métodos 63

Resultados y Discusión 64

Conclusiones: 65

Referencias 65

IV. El ciclo evolutivo de parásitos de la familia *Anisakidae*, hacia una prospectiva de medidas sanitarias de control. 67

Introducción 67

Desarrollo 68

Referencias Bibliográficas 71

V. Enseñanza de la parasitología de nematodos con innovación educativa en Sur América 77

Introducción 77

Desarrollo 77

Propuesta de enseñanza experiencia personal 80

Reflexión 81

Referencias 83

Prologo

Los estudios doctorales constituyen un programa académico interdisciplinario y transdisciplinario de formación en investigación científica a nivel de postgrado, desde donde se desarrollan investigaciones con fines de generar conocimientos, que coadyuven significativamente con aportes al acervo del conocimiento en un área específica, como en este caso la anisakiasis, una enfermedad zoonotica de importancia mundial, causada por los parásitos de la familia *Anisakidae*, es desconocida en el estado Falcón y en Venezuela. Las investigaciones iniciales se orientaron en la búsqueda de caracterizar la situación del problema en función de establecer la prevalencia de los parásitos de la familia *Anisakidae* en las zonas pesqueras de Venezuela; así como, despejar el riesgo que representaban para la salud pública.

Mediante la realización estudios observacionales, descriptivos y transversales, aunado al análisis documental de publicaciones periódicas, anuarios epidemiológicos y estadísticas continúas de organismos oficiales; enmarcado en las líneas de investigación de la Universidad Nacional Experimental "Francisco de Miranda" (UNEFM): Promoción de salud y Prevención de enfermedades, permitió establecer lineamientos base, en función de la propuesta de un sistema de vigilancia epidemiológica para la anisakiasis en el estado Falcón, que pudiera ser extrapolable a las zonas pesqueras de Suramérica, donde la problemática es similar.

La información recopilada fue sistematizada a partir de la búsqueda, selección, organización y disposición de las fuentes de información, integradas para su análisis y establecimiento de ideas centrales, donde se demostró que el género *Contracaecum* sp parasita en un 100% al pescado de la familias *Mugilidae* y *Gerreidae* , el 6% del género *Pseudoterranova* sp, a la familia *Gerreidae* en la zona pesquera Médano Blanco, estado Falcón. Los parásitos ubicados en la cavidad digestiva migrando a músculos, representaron una carga parasitaria de 16 a 21 parásitos por espécimen, agravando la situación que el 64% de los pescadores y consumidores desconocía el parasito y sus medidas higiénicas de control.

En las investigaciones previas realizadas en el estado Falcón en Venezuela, el riesgo detectado era inminente y sin sistemas de control, lo que direcciono lineamientos específicos para el diseño de un programa de vigilancia epidemiológico que pueda hacer frente a la amenaza. Se generó información que justifico esquemas de vigilancia, lineamientos de promoción y protección de la salud, aplicables mediante educación sanitaria, con el fin de aportar conocimientos de los riesgos sanitarios derivadas de la captura, comercialización y consumo de productos marinos parasitados. La importancia del estado Falcón como primer estado productivo entre las zonas pesqueras de Venezuela, amparado en bases legales existentes, le advierten la necesidad de una mayor preocupación por la inocuidad del pescado comercializado, en función de garantizar a la población alimentos seguros.

Este libro se ha organizado en capítulos fundamentados en estado del arte de cada tema tratado conservando el carácter práctico en el tratamiento de la información, la cual corresponde a artículos previamente arbitrados y publicados en revistas indexadas, posteriormente ampliados y cuidadosamente revisados, dando oportunidad para que el lector tenga una información más amplia sobre los temas tratados, aportando al final de cada capítulo el marco referencial consultado.

Debería obligatoriamente dejar constancia de mi agradecimiento: A la UNEFM y en particular al Área de Postgrado, por abrir en sus oportunidades de formación de quinto nivel, el Doctorado en Ciencias de la Salud. A todos los profesores que participaron de este programa de formación, en su primera cohorte. Al Profesor Dr. Gilberto Sambrano, por haber asumido la responsabilidad de desempeñarse como tutor. Al Consejo del poder popular de pescadores y pescadoras (CONPPA) que agrupa a los pescadores artesanales, quienes faenan en la zona pesquera Médano Blanco, costa occidental del Istmo de Médanos, Península de Paraguaná y residen en el sector Pantano Abajo, municipio Miranda del estado Falcón en Venezuela.

Héctor Ramón Bracho Espinoza. Autor

Santa Ana de Coro, enero 2024

I. Vigilancia epidemiológica de la anisakiasis en el estado Falcón, Venezuela.

Introducción

La anisakiasis es una enfermedad zoonotica transmitida al hombre a través de la ingesta de pescado crudo o poco cocinado conteniendo larvas L3 (estado infectivo) de parásitos de la familia *Anisakidae*, especies: *Anisakis simplex, contracaecum y pseudoterranova*. Esta ictiozoonosis es desconocida en el estado Falcón y en Venezuela en cuanto a su diagnóstico, por lo tanto, se desconocen reportes de casos o datos epidemiológicos de la parasitosis y de la enfermedad, emanados de instituciones oficiales del sector salud (1).

En un estudio realizado con el propósito de evaluar el nivel de conocimientos de los pescadores adultos mayores, de Médano Blanco, sobre los parásitos de la familia *Anisakidae* y la manifestación de síntomas relacionados con la anisakiasis, fueran estos gástricos o respiratorios se encontró que los pescadores nunca habían recibido cursos sobre manipulación higiénica del pescado, los organismos sanitarios no inspeccionan las labores, comercializan sin permiso sanitario, evisceran y descartan los restos al ambiente, no refrigeran el pescado, han visto el parásito pero, desconocen detalles del mismo, siendo muy común padecer síntomas gástricos y respiratorios; llegando a la conclusión que existe un riesgo para las personas: el desconocimiento del parásito y de la enfermedad parasitaria que causa, además de la necesidad de que se garanticen alimentos seguros a la población (1, 2).

En las revisiones bibliográficas previas se analizó interdisciplinariamente el uso del endoscopio como equipo médico para el diagnóstico y tratamiento de la anisakiasis digestiva, los investigadores concluyeron que es necesario establecer alianzas con la ingeniería biomédica, para impulsar innovaciones y gestiones necesarias con el endoscopio y sus implementos, como recurso diagnóstico y para la extracción de larvas de parásitos del organismo de pacientes; considerando necesario la organización y desarrollo de redes de profesionales interdisciplinarios en pro de la salud; que conduzcan a materializar soluciones a la anisakiasis, en el contexto venezolano y latinoamericano (3).

Los parásitos nematodos de la familia *Anisakidae* en el pescado fresco que se expende para el consumo humano en Caracas, fueron estudiados, concluyéndose que estos se ubicaron principalmente en mesenterio y las vísceras; la prevalencia y la intensidad de parasitación fueron elevadas en todos los muestreos, sin relación con la procedencia geográfica, lo que permite concluir que los huéspedes intermediarios y definitivos de esta parasitosis están presentes de manera permanente a lo largo de la costa venezolana, donde se ha reportado la identificación de diversas especies de parásitos de la familia *Anisakidae*, así como, su presencia en las zonas pesqueras de los estados del oriente del país, y de la costa occidental del istmo de médanos, Península de Paraguaná, estado Falcón (4, 5) .

La alta prevalencia del parasito demostrada en estudios previos, representan riesgo para la salud pública de afectarse con anisakiasis gástrica o gastro-alérgica por otra parte subyace, en ausencia del diagnóstico y de la asociación de los síntomas específicos característicos de la enfermedad, el hecho de que se hayan registrado padecimientos silentes en los consumidores de pescado parasitado, que los convirtió en huéspedes accidentales del parasito, o afectados por sus detritus cuando el pescado es comercializado en presentaciones de: ruedas, filetes, desmenuzado o salado; cuya consecuencia demuestra que la anisakiasis es una enfermedad en aumento, frente a lo cual el Caribe venezolano y colombiano, sin casos reportados, deben activar sus alarmas epidemiológicas (6 - 8).

En la costa Occidental del Istmo de Médanos (zona pesquera Médano Blanco), municipios Miranda y Falcón, del estado Falcón en Venezuela, en la Bahía de Cartagena, así como, la costa Atlántica en Colombia, persisten factores predisponentes propios del ciclo evolutivo de parásito; que garantizan su presencia, aunado a una elevada carga parasitaria por espécimen, circunstancias que argumentan y conceptualizan el problema. La alta prevalencia de parásitos de la familia *Anisakidae,* revelan un riesgo inminente para la población, de padecer la enfermedad transmitida por alimentos en este caso la ingesta de pescado parasitado, lo que justifica plantear un sistema de vigilancia epidemiológica de la anisakiasis, fundamentado en soportes teóricos sistematizados, que establezcan los lineamientos que permitan garantizar la protección de la salud de la pública, en función de la promoción de la salud y la calidad de vida de la población (5, 9, 10, 11).

Los grandes mamíferos acuáticos, que se trasladan largas distancias entre océanos y mares, encabezan el ciclo evolutivo del parasito *Anisakis* y son denominados los responsables de que este parasito, descubierto en Japón aproximadamente en 1950 haya llegado a Suramérica: Venezuela , Colombia, Perú, Chile y Argentina donde el problema puede agravarse, debido al mal manejo sanitario que se haga del contenido de la cavidad digestiva, cuando se hace la evisceración del pescado, dando lugar a la existencia de una condición parasitaria endémica, por nematodos *Anisakidae* en las poblaciones consumidoras de pescados, crustáceos y cefalópodos parasitados (12 - 15).

La falta de notificación oficial o subnotificación y la ausencia de mecanismos diagnósticos, reflejan una precaria condición de salud ante una patología de carácter zoonotico emergente, de la cual no se tendría cuenta en los anales de epidemiologia local, regional y nacional; sin tratamiento específico, más que el soportativo para superar unos síntomas parecidos a una infección o intoxicación alimentaria, sin historia natural de la enfermedad. Por otra parte se hace tangible la falta de información argumentada y sistematizada, que soporte medidas de vigilancia epidemiológica, sobre esta enfermedad, nueva en Venezuela, constituyendo una amenaza para los progresos realizados en salud pública (1, 15, 16).

En la sustentación epistémica del constructo teórico de esta investigación, la teoría lleva por nombre "Vigilancia epidemiológica de la anisakiasis" distinguida con las siglas VEA; con la cual se pretende controlar una enfermedad emergente con situaciones silentes en la población. En su concepción epistemológica buscara el fortalecimiento y la instrumentación de mecanismos de control político, gubernamental, institucional y comunitario, que coadyuven en el control epidemiológico de la anisakiasis en las zonas pesqueras previstas. En su visión ontológica se propone generar aprendizaje continuo, dinámico y sostenible en pescadores y consumidores a cerca de la vigilancia epidemiológica de la anisakiasis, como base de acción e interpretación colectiva frente al riesgo inminente de padecer una enfermedad emergente.

Fundamentado en el positivismo lógico, gnoseológicamente a partir del conocimiento del ciclo evolutivo de parásitos de la familia *Anisakidae*, su fuerza para arraigarse en el ecosistema marino costero y ejercer dominio, se ejercerán acciones en pro de la instrumentación de programas educativos de carácter sanitario con la finalidad de controlar el parasito. Desde el punto de vista teórico y práctico el problema del riesgo en la población de padecer anisakiasis se abordara desde un enfoque metodológico cuantitativo, ante la alta prevalencia de parásitos de la familia *Anisakidae* que pueden desencadenar la enfermedad parasitaria, lo cual amerita la implementación de medidas de vigilancia y promoción de salud.

La vigilancia epidemiológica de la anisakiasis como estrategia de promoción de la salud, es considerada una función esencial de la salud pública, bajo los lineamientos o metodologías propuestas por la Organización Panamericana de la Salud y Organización

Mundial de la Salud, sistematizando y documentando estas experiencias investigativas sobre los riesgos en la población de padecer la enfermedad, aportando información valiosa que puede contribuir a mejorar las condiciones locales y las relaciones entre las familias de pescadores y consumidores, propiciando la modificación de sus prácticas en la captura del pescado, manipulación a bordo o en la orilla, evisceración, e higienización del pescado en los mecanismos de comercialización que conlleven a mejorar la salud y la calidad de vida de la población; experiencias que pueden ser extrapolables a zonas pesqueras cercanas a Venezuela (15 - 17) .

Tanto la investigación epidemiológica como la vigilancia epidemiológica, son fuentes de información que aportan datos efectivos, como iniciativas de promoción de salud. Muy probablemente no existan en Venezuela directrices emanadas de los organismos gubernamentales en materia de promoción de salud pero, el establecimiento de un modelo de vigilancia epidemiológica, constituye una iniciativa y una contribución del Doctorado en Ciencias de la Salud de la Universidad Nacional Experimental "Francisco de Miranda"(UNEFM), para apoyar el fortalecimiento de la capacidad de implementación de actividades de promoción de salud, mediante actividades de investigación, información y vigilancia, vinculando las actividades docentes de pre y postgrado, en la proposición de mecanismos de vigilancia de riesgo a la salud en entornos saludables donde la gente vive y trabaja (18).

Se justifica esta investigación en función de generar nuevos esquemas de vigilancia epidemiológica, lineamientos de promoción y protección de la salud, o programas de educación para la salud, dirigidos a la promoción de salud, mediante educación sanitaria, que conlleve a un mayor conocimiento de los riesgos, así como, de las consecuencias sanitarias derivadas de la captura, comercialización y consumo de productos marinos parasitados, en función de prevenir la anisakiasis en la población consumidora de productos pesqueros parasitados; información y acciones extrapolables a todas aquellas zonas pesqueras de Venezuela de Latinoamérica, donde las condiciones ambientales favorecen la presencia del parásito.

Se generara información sobre la situación del riesgo actual para la salud pública que representan los parásitos de la familia *Anisakidae* en Falcón, de donde se pueden derivar acciones comunitarias en pro de la salud pública, vinculados con la epidemiología de la anisakiasis, con los pescadores, consumidores y sus condiciones económicas; integrándose en nuevas tendencias que orienten propuestas teóricas asumidas con rigurosidad y encontrar explicaciones y aplicaciones destinadas a enriquecer el modelo de vigilancia epidemiológica sobre la anisakiasis fortaleciendo la promoción y protección de la salud pública, más allá de lo expuesto por los organismos internacionales (15, 16).

Las argumentaciones teóricas producto del análisis crítico de las fuentes de información o referentes teóricos, establecidas aquí en conexión con las áreas de conocimiento institucional del Doctorado Ciencias de la Salud de la UNEFM, específicamente: Epidemiologia, familia, economía y Políticas de salud, (Macro categorías del Doctorado en Ciencias de la Salud), contextualizado en el área de educación para la salud, prevención de enfermedades y aspectos clínicos; apegado a las líneas de investigación de la UNEFM: Promoción de salud y Prevención de enfermedades, orientan el planteamiento de esta investigación enmarcada en el paradigma positivista, en el método hipotético-deductivo con enfoque cuantitativo, dirigida a generar nuevos sistemas de promoción y protección de la salud, o programas de educación para la salud (17 - 19).

En Venezuela, se han identificado diversas especies de parásitos de la familia *Anisakidae*, géneros: *Anisakis* sp, *simplex, contracaecum* y *pseudoterranova*, asociados a alta prevalencia (5, 15,). Estos parásitos son gusanos blanquecinos, redondos, sin segmentación, conocidos como nematodos, parasitan el pescado con cargas parasitarias que hoy superan las 16 a 21 larvas infectivas, las cuales constituyen un riesgo de llegar a la población humana, representados en los pescadores y sus familias, así como también, los consumidores, a quienes les expenden el pescado sin el debido permiso sanitario, en la orilla de la costa, o de manera ambulante en la ciudad de Coro (20 - 22).

Los pescadores, quienes comercializan el pescado en las zonas cercanas a su domicilio, pasan a formar parte de un último eslabón en la cadena epidemiológica, para colocar en circulación los parásitos anisakidos, responsables de que una gran cantidad de personas (niños, adolescentes y adultos), presenten síntomas asociados con anisakiasis como: diarrea, náuseas vómito, epigastralgia y problemas respiratorios de tipo alérgico, que abultan la casuística del centro dispensador de salud en el sector pantano abajo de la ciudad de Santa Ana de Coro (12, 22, 23). Se ha reportado que morfológicamente el cuerpo de los parásitos se les ha comparado con la forma de espaguetis, pero cuando se observa encapsulado en la musculatura de los peces varía su aspecto, adoptando en ocasiones un color pardo, de unos 30 mm de longitud y de 0,24 a 0,60 mm de diámetro, con cutícula estriada transversalmente, en la parte cefálica tiene un diente terebrante junto a la abertura del poro excretor y tres labios (uno dorsal y dos subventrales). El género *Anisakis* se diferencia de otros miembros de la familia por los rebordes dentígenos de sus labios, las características de sus ventrículos esofágicos (situados entre el esófago y el intestino) y la ausencia de ciego intestinal (24, 25).

En el área de estudio más de 80 familias viven de las actividades de la pesca; originando la necesidad de establecer un sistema de vigilancia epidemiológica, para fortalecer las capacidades de implementación de actividades de promoción de salud, mediante actividades de investigación y vigilancia, enmarcado en las directrices de los organismos gubernamentales de Venezuela, responsables de la promoción de salud, así como de los organismos internacionales, quienes deben tomar en cuenta la situación económica y las condiciones de vida de los pescadores como, la Organización para la Agricultura y la Alimentación FAO y el Comité Mixto Organización Panamericana de la Salud/ Organización Mundial de la Salud OPS/OMS, quienes legislan en la proposición de mecanismos de vigilancia de riesgo a la salud en entornos saludables donde la gente vive y trabaja (26 - 29).

Se ha argumentado que sobre la prevalencia del parásito se ha observado que intervienen factores como el sitio donde se realizan las capturas de peces (zonas pesqueras ubicadas al oeste) y que pueden representar mayor o menor infestación del pescado; también influyen las costumbres locales en cuanto a la culinaria, como la forma de cocinar el pescado, que puede variar de una plancha de calor moderado, a una fritura a alta temperatura y más prolongada; también el marinado, ahumado y salado sin cocción posterior. El reservorio de parásitos adultos de la familia *Anisakidae*, está constituido por mamíferos acuáticos generalmente, ballenas (*Balaenoptera musculus*) y delfines (*Delphinus delphis*), focas, leones marinos entre otros, además el plancton, crustáceos, cefalópodos y peces (30 - 33).

El primer estado larvario es microscópico, nadan libremente, pueden sobrevivir dos a tres meses y provienen de los huevos excretados según (11, 21, 34), son ingeridas por los pequeños crustáceos integrantes de plancton constituyendo el primer hospedador intermediario, en donde tiene lugar la transformación de la larva al estadio II, las cuales resultan infectivas en peces y calamares, atravesando su barrera digestiva migrando desde el intestino a los tejidos y a la cavidad peritoneal. Estas crecen has tres centímetros o más transformándose en la tercera fase larvaria; observándose enrollada en espiral plano en el musculo y vísceras de peces o cefalópodos; conformándose como la forma evolutiva que parasita accidentalmente a los humanos (11, 21, 34).

Es conocido que eventualmente el segundo hospedador intermediario puede ser consumido por otro pez o cefalópodo, en los que también se enquistará la larva del anisakido. Cuando un mamífero marino ingiere algún pez o cefalópodo infectado, la larva progresa al cuarto estadio; estas larvas pueden transmitirse de un pez a otro por depredación, cuando los peces infectados son ingeridos por ballenas, delfines u otros hospedadores definitivos, las larvas penetran en la mucosa gástrica y se convierten en adulto. El hombre actúa como hospedador paraténico o intermediario de manera accidental, cuando consume la larva infectante enquistada en los tejidos de peces o cefalópodos. En él la larva no puede completar su ciclo vital (35, 36, 37, 38).

En América Latina varias especies de peces han sido descritas como parasitadas por anisakidos y que participan de esta etapa, dentro de las cuales cabe mencionar: el jurel (*Trachurus* Murphy) y la merluza (*Merluccius hubbsi*) en Argentina y Chile; merluza (*Merluccius gayi*), corvina (*Sciaena deliciosa*) en Perú y caballa (*Scomber scombrus*), anchoa (*Pomatomus saltatrix*), pez sable (*Trichiurus lepturus*), pargo (*Pagrus paguros*) en Brasil. Se considera una parasitosis de incidencia creciente en el mundo (4 casos/100.000 habitantes/año) y en Japón, por factores sociales y comportamentales, es decir, por hábitos alimentarios de consumir pescado crudo, se registra muy alta prevalencia (2000 casos/año), adscribiéndose el 95% de los casos mundiales. En países de Europa como: España, Francia, Holanda y Alemania, la anisakiasis se ha encontrado solo 3,5% de prevalencia en promedio (39 - 42).

En Corea, Hawái y Alaska predomina el nematodo *Anisakis* simplex como agente causal. En el continente americano está afectada la costa oeste de los Estados Unidos, Argentina, Chile, Perú y Ecuador. Se ha asociado a factores de orden sociocultural y del comportamiento que posibilitan la infección, especialmente el hábito de comer pescado crudo, como el cebiche y el sushi, el salado o seco-salado, marinado, ahumado o en vinagre, es decir, mecanismos culinarios que no garantizan la inactivación del parasito o sus reacciones. En una investigación realizada en el año 1993, reveló 1.629 casos de anisakiasis en América Latina, donde se describieron los aspectos parasitológicos y clínicos de la enfermedad en Chile, Perú y Brasil. En Chile más recientemente se describieron siete nuevos casos causados por *Pseudoterranova decipiens* que afectaron la mucosa gástrica de los afectados; que dieron lugar a la publicación sobre pseudoterranovosis en Chile (9, 44, 45).

Los síntomas clínicos más evidentes de anisakiasis son: dolor abdominal (epigastralgia), nauseas, vómitos, diarreas, muy similares de ulcus gástrico, ileitis, apendicitis, abdomen agudo y, cuadros de hipersensibilidad a los antígenos del parasito (alergia y schok anafiláctico). Se ha señalado que el padecimiento silente en los consumidores no se descarta, si se toma en cuenta que los detritus del parasito, están presentes en el pescado presentado en ruedas, filetes, desmenuzado y seco-salado, debido a que la larva aun muerta produce síntomas alérgicos. La historia clínica de estos pacientes se caracteriza por la presencia de síntomas a los pocos minutos o varias horas después de haber ingerido pescado fresco o poco cocido, con el antecedente de buena tolerancia al pescado implicado en la enfermedad (46 - 48).

Se ha observado que intervienen factores como el sitio donde se realizan las capturas de peces (zonas pesqueras ubicadas al oeste) y que pueden representar mayor o menor infestación del pescado (39). Los mecanismos mediante los cuales el parasito puede producir anisakiasis son:

a.- Hipersensibilidad inmediata por Ig E, debido a que el parasito posee varios antígenos capaces de inducir la síntesis de IgE y de ocasionar diversos cuadros alérgicos, cuya gravedad va desde una simple urticaria, hasta un angioedema e incluso un shock anafiláctico. Las manifestaciones alérgicas preceden las digestivas (49).

b.- Por efecto local del parasito sobre la pared del tubo digestivo, ocurriendo en pacientes de cualquier edad diversos cuadros clasificados como una forma gástrica y una forma intestinal. En el estómago, el parasito se fija a la mucosa, dando lugar a fenómenos irritativos locales y otros síntomas como sensación de plenitud, epigastralgia, nauseas, vómitos y diarreas (49).

Se ha descrito que la característica histopatológica particular de la anisakiasis, son fenómenos inflamatorios locales, porque el parasito penetra la mucosa, desencadenando una reacción inflamatoria alérgica que persiste hasta que el parasito es extirpado. La respuesta inicial en el huésped accidental se observa en las primeras 24 horas, con formación de edema, erosiones, ulceraciones e infiltrado hemorrágicos de la mucosa y submucosa. El aspecto histopatológico que llama la atención es el parasito o sus restos rodeados de un importante infiltrado eosinofilo, al que se unen linfocitos y células plasmáticas y polimorfonucleares neutrófilos. En la ecografía se ven engrosamientos de la pared intestinal o estrechamientos de la luz intestinal relativos a quistes que forma la larva, los cuales derivan en pseudotumores o tumores abdominales. Inclusive se han hecho asociaciones descritas como casos de poliartritis (48 - 50).

En los procesos de invasión y migración del parásito Anisakidae se ha llegado a encontrar en los órganos: pulmón, hígado, bazo y páncreas (48). En la manifestación de las formas clínicas de la anisakiasis, las larvas infectivas L3, una vez en el tracto gastrointestinal, pueden generar lesiones en diferentes puntos o migrar a localizaciones fuera del tracto, dando lugar a diferentes formas clínicas de la enfermedad. Dependiendo del lugar donde se ubica la larva, se pueden distinguir tres formas clínicas de anisakiasis (8, 20, 37, 51)

- Anisakiasis gástrica cuando el tejido afectado es la mucosa del estómago o gastroalergica cuando se asocia a un cuadro alérgico.
- Anisakiasis intestinal, cuando los nematodos están localizados en la mucosa del intestino [(52).]
- Anisakiasis ectópica, cuando la larva se asienta en tejidos y órganos tales como mucosa esofágica, orofaríngea, abdominal, hígado, ovarios, tejido subcutáneo, entre otros.

La anamnesis es fundamental en el diagnóstico, debido a que si el paciente ha ingerido pescado o cefalópodos crudos o poco cocinado durante las próximas pasadas 48-72 horas, orientan el diagnóstico. El diagnóstico certero implica visualizar la larva a través de gastro-endoscopia o colonoscopia, facilitándose además el tratamiento definitivo con la extracción de la larva (49, 50,51). En ocasiones se amerita la intervención quirúrgica y el estudio anatomopatologico de la pieza quirúrgica para identificar la larva ya sea: *Anisakis simplex, Pseudoterranova* sp o *Contracaecum* sp. Este estudio debe ser realizado de manera muy exhaustiva con el fin de que no ocurran errores que conlleven a establecer un primer diagnóstico con gastroenteritis eosinofilica primaria sin la presencia de la larva y, luego un segundo diagnostico donde la larva L3 está presente (53, 54). Si se sospecha de la enfermedad, el tratamiento de la anisakiasis debe ser siempre médico y considerar la cirugía cuando no hay respuesta o bien existen complicaciones que obligan a la misma (49, 53, 54).

En las formas gástricas, de sintomatología leve no obstructiva, hoy la endoscopia es una herramienta imprescindible que sirve para diagnosticar y extraer la larva adulta L3, de parásitos enquistados en la vía digestiva, convirtiéndose en una estrategia quirúrgica, mínimamente invasiva, en algunos casos con brazos robóticos controlados desde una consola, es diagnostica y curativa, constituyendo la única forma de extraer el parasito del organismo humano (4).

La endoscopia diagnostica, se suele usar también como terapéutica, según la Sociedad Americana de Endoscopia Gastrointestinal, justificando que a través del endoscopio se pueden hacer pasar instrumentos quirúrgicos diminutos y delicados, usados para extraer la larva adulta L3 de parásitos, que se enquistan en las paredes del tubo digestivo del humano, dejando pequeñas erosiones mucosas al desprenderlos. Se ha usado bajo cuestionamiento, el mebendazol, a dosis de 200 mg dos veces al día por tres días, el cual facilita la expulsión del parásito. En algunos casos sin disponer de evidencia suficiente se emplea inhibidores de la secreción gástrica (anti secretores). En caso de cuadros alérgicos se usan anti-H1, corticoides o beta- adrenérgicos si cursa con broncoespasmo (55 - 58).

La epidemiología es considerada una herramienta científica, para el estudio de la distribución y los determinantes de enfermedades como la anisakiasis, su relación con la salud de la población y sus aplicaciones al control de la misma. Hay diversos métodos para llevar a cabo investigaciones epidemiológicas: la vigilancia, los estudios descriptivos utilizados para analizar la distribución, y los estudios analíticos que permiten analizar los factores determinantes. La epidemiologia social investiga de manera explícita los determinantes sociales de las distribuciones de la salud, la enfermedad y el bienestar en las poblaciones. Por lo tanto, refuerza la idea de conocer como los factores sociales afectan a la salud de la población (4, 9, 59).

Haciendo asociaciones con la teoría argumentada anteriormente, este estudio encuentra identidad particular en la población mayormente expuesta a padecer anisakiasis, debido a que los parásitos que la desencadenan tienen importancia y predominio por peces de las familias *Mugilidae* y *Gerreidae*, donde se ubican las especies de peces con menor valor comercial, que en general están siempre dirigidos al consumo de la familia de los pescadores, agrupadas entre los de recursos disminuidos. (4, 27, 60, 61).

Se aspira fortalecer los mecanismos para ejercer la promoción de salud, apoyados en sistemas de vigilancia epidemiológica, en función de pescadores y consumidores, proporcionando el conocimiento de las prioridades que se deben seleccionar para actuar, formando la capacidad humana e institucional que se precisa para elaborar, ejecutar, vigilar y evaluar las actividades de promoción de salud a nivel local y nacional, identificando y seleccionando los mecanismos de control de la anisakiasis, así como, las buenas prácticas de manejo del pescado y su comercialización protegiendo la salud. Teóricamente se ha entendido que la vigilancia epidemiológica consiste en la recogida sistemática y continúa de datos acerca de un problema específico de salud; como la anisakiasis, su análisis, interpretación y utilización en la planificación, implementación y evaluación de un programa de salud orientado a hacer frente a la amenaza (62 - 64).

Es importante diferenciar que el término vigilancia epidemiológica engloba una serie de técnicas con objetivos y metodologías distintas como las encuestas de salud; donde encontramos dos tipos de objetivos: individuales y colectivos. Los primeros guardan relación con la persona vigilada y los segundos con el grupo social al que se refieren. De manera práctica se les puede atribuir la misma importancia, sin embargo, la repercusión de cada uno de ellos en el terreno de la prevención puede considerarse distinta (63). Por esta razón se conocen tres objetivos principales de la vigilancia epidemiológica, cuando la relacionamos con el individuo:

- Las repercusiones sobre la salud detectadas precozmente.
- La identificación de los grupos sensibles expuestos al riesgo de padecer la enfermedad.
- La adaptación de los individuos de acuerdo con la actividad que realizan, cuando la relacionamos con la colectividad (63).

El conocimiento de la situación de salud sobre la anisakiasis, permitirá planificar la acción preventiva de acuerdo con las prioridades de actuación y las acciones a realizar, evaluando siempre las medidas preventivas y las dificultades encontradas que sirven de alerta; razón por la cual es necesario asumir que la concepción de la vigilancia epidemiológica, esta mediada por dos dimensiones: una estratégica y otra táctica. La dimensión estratégica está centrada en la observación continuada de las tendencias en el mediano y largo plazo de los objetivos, propósitos y directrices, orientados a incrementar la salud de la población, en sus plazos inmediatos y mediatos, dirigidos a caracterizar el estado de salud, ya que se nutre de los distintos subsistemas de registro y notificación de los problemas de salud y condiciones, eventos o factores relacionados (64).

La dimensión táctica tiene que ver con el estado de alerta responsable para detectar las intercurrencias o cambios repentinos en las condiciones de salud y los eventos o factores relacionados con ella. Debe incluir nuevos datos puntuales, asuntos no previstos o, por el contrario, sujetos a una observación muy estrecha; también se deben contemplar aquellos daños potenciales o informaciones sobre fenómenos ausentes o vacíos, pero de gran importancia para la salud. Los subsistemas de alerta-acción y el sistema de información directa, deberían ser los mecanismos para ejecutar la vigilancia epidemiológica integrada al plan de prevención global. En Venezuela la presencia de parásitos *Anisakidae* en los productos de la pesca, debe ser controlada con profilaxis, medidas higiénicas en el manejo del pescado a bordo y en la orilla; así como, orientar a la población a consumir el pescado cocido, o sometido previamente a congelación a -20°C por 48 a 72 horas (65, 66).

En la legislación sanitaria de algunos países se han establecido medidas preventivas, con lo que han logrado disminuir la incidencia de la enfermedad. Cuando el enfoque se dirige hacia una prospectiva de medidas sanitarias de control, o se habla de consideraciones de control preventivos que amerita plantear el establecimiento de un plan de requerimientos de alimentos seguros, basado en el análisis de riesgos y control de puntos críticos (HACCP), el cual se consolida muy bien en la gestión de la calidad de los alimentos. El referido plan siempre estará constituido por un paquete de documentos escritos, basados en los principios de seguridad de alimentos; conteniendo: el análisis de riesgos; controles preventivos; programas a implementar en la cadena de suministros; delineamiento de los procedimientos para ser seguidos por monitoreo, acciones correctivas y procedimientos de verificación (40, 41, 67).

Se deben argumentar acciones para establecer obligaciones bajo jurisdicción regulatoria (normas y decretos) para el pescado, en cuanto a la pesca o captura, manipulación a bordo o en la orilla y mecanismos de conservación hasta el expendio; estrategia que generalmente da lugar a un manual de buenas prácticas de manufactura, con análisis de riesgo y controles preventivos en función de la regulación de alimentos de origen marino para consumo humano, fundamentados en un Manual de Manufactura Segura, procesamiento, empaque y almacenamiento de productos alimenticios de origen marino para consumo humano, tomando como ejemplo los lineamientos establecido en el documento Salud en las Américas (68, 69).

Establecer estas regulaciones amerita que las actividades sean desplegadas dentro de un programa de control calificado (con personal formado) quienes recibirán sucesivamente un entrenamiento completo en el desarrollo y aplicación de controles preventivos según, procedimientos que se dejan ver en la Figura 3, con fundamento en el riesgo, de acuerdo con lo establecido en las normativas legales vigentes en Venezuela, para los sistemas de producción de alimentos (37, 39, 70).

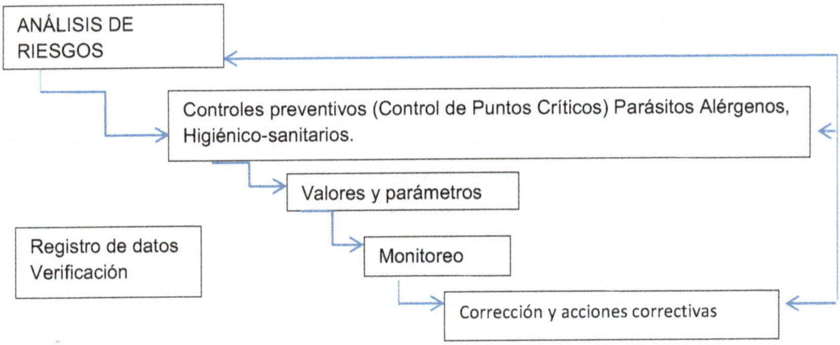

Figura 1. Controles preventivos basados en los riesgos (39, 66, 67).

Las organizaciones antes mencionadas señalan que el HACCP puede ser aplicado a través de la cadena alimenticia desde la zona de producción o captura, manejo y almacenamiento a bordo o en la orilla en caso de pesca artesanal, evisceración, transporte refrigerado/congelado hasta el servicio en la mesa; con el objetivo de producir alimentos seguros que no van a causar daño o perjuicio en el público consumidor. Se identificaran los riesgos potenciales ya sean biológicos (parásitos) o químicos (alérgicos) y los métodos para eliminarlos, controlarlos o reducirlos a un nivel aceptable. Los componentes de un sistema de manejo o de gestión de alimentos seguros deberían desglosarse en las siguientes acciones, Figura 4 (68, 69).

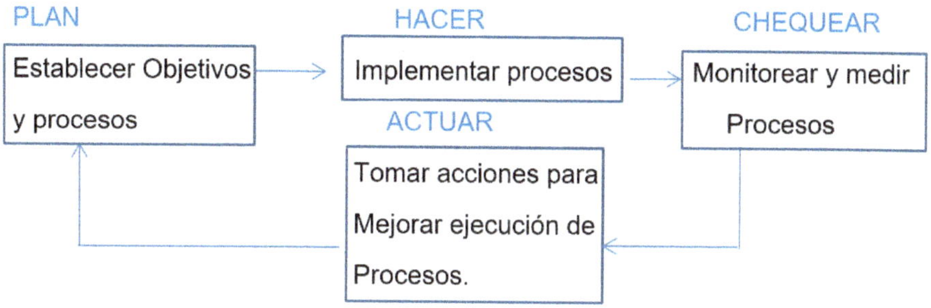

Figura 2. Los componentes de un sistema de gestión de alimentos seguros (68).

El basamento legal de este estudio atiende a lo contemplado en la Constitución de la República Bolivariana de Venezuela 1999 en sus artículos 83 y 84 lo cual se jerarquiza a partir de las disposiciones legales que se señalan a continuación (71).

Ley Orgánica de Salud 1998 (en proyecto) la cual legisla sobre el papel del estado y los derechos de las personas a gozar de un sistema de salud que le proporcione calidad en el servicio, asistencia e igualdad en la atención, con servicios de primera y seguridad; tal como lo señala en su primer y segundo artículo (72) .

Ley Orgánica del Sistema Nacional de Salud promulgada el 10 de junio de 1987 (72); se crea el Subsistema de Contraloría Sanitaria de profesionales afines y actividades relacionadas con la salud; que comprende lo relativo a la inspección, vigilancia, control y aprobación sanitaria en materia de higiene de alimentos, actividades dirigidas por el Ministerio del Poder Popular Para la Salud (MPPPS) (73).

Ley del Plan de la Patria (Segundo Plan Socialista de Desarrollo Económico y Social de la República Bolivariana de Venezuela 2019-2025), es la que establece las directrices medulares que se resumen en la construcción de una verdadera soberanía nacional y modelo político y social que privilegie al ser humano y nos convierta en un país potencia, dentro del marco de la Gran Potencia Naciente de América Latina y el Caribe, garantizando la preservación de la vida en el planeta. Para el logro se estos complejos desafíos es indispensable una política científica nacional que tenga como base la formación de profesionales que generen y apliquen conocimientos que sirvan de insumo para consolidar las áreas prioritarias de desarrollo y resuelvan los principales problemas de nuestros pueblos (74).

Reglamento General de alimentos/ Resolución sobre pescados. Vigente desde 1959, establece que corresponde al MPPPS, todo lo relacionado con la higiene de la alimentación, y en consecuencia: autorizar o prohibir la fabricación, importación, exportación, almacenamiento venta y consumo de alimentos y fiscalizar el cumplimiento de dichas condiciones; ampliadas en la Resolución Sobre Carnes y Pescados, contenida en el referido Reglamento (75).

Norma Complementaria del Reglamento General de Alimentos 1996. Establece y actualiza las normas que deben cumplir las personas que trabajan en la recolección, manipulación y expendio de productos y subproductos alimenticios en función de garantizar la higiene y salud pública. Establece también los mecanismos de inspección para que los equipos y utensilios empleados en la elaboración, depósito y expendio de alimentos sean sometidos a una rigurosa limpieza y tratamiento bactericida mediante procedimientos aprobados por la autoridad sanitaria local (76).

La declaración de universal de los derechos humanos dictaminadas por las Naciones Unidas, indica que toda persona tiene derecho a un nivel de vida adecuado que le asegure, así como a su familia, la salud y el bienestar, y en especial la alimentación, asistencia médica y los servicios sociales necesarios. Esto significa que todas las naciones del mundo deben tomar las previsiones necesarias, con un sustento científico riguroso, para lograr el cumplimiento de estos derechos. Uno de los factores que impacta directamente el desarrollo de las sociedades es el estado de su bienestar sanitario. Esto es impactado, en buena parte, por el grado de soberanía científica y tecnológica de las naciones, la cual se logra con la construcción de los cimientos científicos necesarios que dependen a su vez del nivel de formación de sus profesionales y la capacidad de resolver los problemas vitales de la sociedad (77, 18).

Carta Ottawa para la promoción de la salud. En 1987 se celebró en Ottawa (Canadá), la Primera Conferencia Internacional sobre la Promoción de la Salud. Como resultado de esta conferencia se publicó la Carta de Ottawa para la promoción de la salud, que ha sido fuente de orientación e inspiración en ese campo desde entonces. En varias conferencias y reuniones internacionales subsiguientes se han aclarado la importancia y el significado de las estrategias clave de promoción de la salud, incluso de las referentes a una política pública saludable (78).

Declaración de Yakarta sobre la promoción de la salud en el siglo XXI. En 1997 se celebró en Yakarta (Republica de Indonesia) La 4ª Conferencia Internacional sobre la Promoción de la Salud, la primera en celebrarse en un país en desarrollo y en dar participación al sector privado en el apoyo a la promoción de la salud. Ofreció la oportunidad de reflexionar sobre lo aprendido con respecto a la promoción de la salud, reconsiderar los factores determinantes de la salud y señalar los derroteros y estrategias necesarios para resolver las dificultades de la promoción de la salud en el siglo XXI.A casi 42 años desde que los Estados Miembros de la Organización Mundial de la Salud contrajeron el ambicioso compromiso de adoptar una estrategia mundial de salud para todos y observar los principios de atención primaria de salud establecidos en la Declaración de Alma-Ata (79).

Los gobiernos nacionales están llamados a tomar iniciativa, en fomentar y patrocinar redes para la salud en sus países. Hoy más que ayer, es oportuno pedirle a la Organización Mundial de La Salud (OMS), tomar el liderazgo en construir una alianza global de promoción de la salud y facilitar a sus Estados Miembros la puesta en práctica de los resultados de la Conferencia de Yakarta y las sucesivas a esta. El papel clave de la OMS está en comprometer a los gobiernos, organizaciones no gubernamentales, bancos para el desarrollo, Agencias de Naciones Unidas, cuerpos interregionales, agencias bilaterales, el movimiento sindical y las cooperativas, así como al sector privado para fomentar las acciones prioritarias en favor de la promoción de la salud. El gobierno nacional está en la obligación de garantizar a la colectividad un servicio de salud integral mediante la educación y la promoción de la salud, en materia de consumo de alimentos.

Entre las principales zonas pesqueras de Venezuela, se distinguen tres, por excelencia la zona occidental (Falcón y Zulia), seguido de la zona central y la zona oriental, que de acuerdo con datos de Corpesca, más de 21.590.000 venezolanos consumieron proteína pesquera en el año 2021; para un consumo percápita de pescado en Venezuela de 8 kilos, superando el registro del 2019, que se mantuvo en 5 kilos (79, 85). En cuanto a la comercialización se favorecieron algunas localidades con la aprobación de ordenanzas municipales, como por ejemplo el municipio Carirubana, donde se estableció que el 30% de la producción pesquera fuera comercializada en la zona; medidas correspondientes al fortalecimiento de las políticas de abastecimiento y alimentación, así como a actividades económicas en torno al sector pesquero (87 - 89).

Objetivos

Objetivo general

Establecer un programa de vigilancia epidemiológica para la anisakiasis en el estado Falcón

Objetivos específicos

1. Describir la situación de los parásitos de la familia *Anisakidae* y de la anisakiasis en el estado Falcón y Venezuela a través de la búsqueda sistemática de información.
2. Identificar los elementos del programa de vigilancia epidemiológica mediante las actividades específicas a ejecutar y las acciones de promoción.
3. Diseñar un programa de vigilancia epidemiológica para la anisakiasis mediante el establecimiento de las estructuras que lo integren, sus atributos y medidas de evaluación.

Metodología

Se planteó la realización de un estudio observacional descriptivo, transversal, a través del análisis documental de publicaciones periódicas, anuarios epidemiológicos y estadísticas continúas de organismos oficiales; el cual fue sometido a evaluación y, aprobado por parte del Comité de Bioética del área ciencias de la salud de la UNEFM (81,82, 83). Este proyecto de investigación doctoral se apegó a las líneas de investigación de la UNEFM: Promoción de salud y Prevención de enfermedades (18). La información recopilada fue sistematizada partir de la búsqueda, selección, organización y disposición de las fuentes de información, integradas para su análisis correspondiente con la dimensión hermenéutica, lo que permitió construir ideas centrales y consolidar conocimientos de lo que se ha hecho o falta por hacer en función de atender los lineamientos y requerimientos de un programa de vigilancia epidemiológica para la anisakiasis. En Falcón y Venezuela (84 - 86).

Aspectos Administrativos

La estructura institucional de la UNEFM aportó factibilidad y viabilidad a esta investigación, con sus recursos, adscribiéndola administrativamente en el Instituto de Investigación y postgrado de Ciencias de la Salud y con sus recursos humanos a través de la tutoría del profesor Dr. Gilberto Sambrano, Coordinador de la Unidad Curricular Salud Pública y Jefe de la Unidad de Epidemiologia del Programa Ciencias Veterinarias de la UNEFM. Director de Epidemiologia Regional de la Secretaria de Salud del estado Falcón, así como también, de la actividad investigativa del autor que lo presenta, quien es docente/investigador de la UNEFM. En cuanto a Recursos materiales y financieros correspondió a una investigación desarrollada con financiamiento propio. Se vínculo con el Frente Nacional de Pescadoras y Pescadores de la zona pesquera Médano Blanco-Falcón, (Comppa de pescadores "Indalecio Lugo"), del Municipio Miranda, estado Falcón (86).

Resultados

La presencia de géneros de parásitos Anisakidae, identificados en pescados de la zona pesquera Médano Blanco, estado Falcón; se puede ver en la tabla 1, el número y porcentaje de parásitos encontrados en pescados de las familias *Mugilidae* y *Gerreidae*, pertenecían a los géneros *Contracaecum* sp y *Pseudoterranova* sp; evidenciándose además, que el número de parásitos del género *Contracaecum* sp, se comporta de manera similar en las familias *Mugilidae* y *Gerreidae*, es decir, muy elevado. El género Pseudoterranova sp, se considera bajo, haciendo presencia solamente en la familia Gerreidae

Tabla 1 Número y porcentaje de parásitos de la familia Anisakidae, identificados en los pescados de las familias Mugilidae y Gerreidae, en la zona pesquera Médano Blanco, estado Falcón, perteneciendo a los géneros Contracaecum y Pseudoterranova.

Familia/pescados	*Anisakidae* Genero	Numero de parásitos	%
Mugilidae	*Contracaecum* sp	414	100%
Gerreidae	*Contracaecum* sp	336	94%
Gerreidae	*Pseudoterranova* sp	21	6%

Tomado de (4, 11, 13).

En la tabla 2, se puede ver la ubicación anatómica de los parásitos de la familia *Anisakidae,* identificados en pescados de las familias *Mugilidae y Gerreidae*. En la familia Mugilidae (Mugil lisa y Mugil curema) la prevalencia de parásitos en hígado y canal hemal es elevada, y no se detectó migrando al musculo; sin embargo, en el género Eugerres sp, la prevalencia de parásitos es muy elevada en el hígado y canal hemal y ya estaban presentes en el musculo.

Tabla 2. Localización anatómica de los parásitos de la familia Anisakidae encontrados en la cavidad digestiva, músculos y canal hemal de los pescados de las especies Múgil lisa o Múgil curema y Eugerres sp, en la zona pesquera Médano Blanco estado Falcón, Venezuela.

Especie/pescado	Hígado	Músculos	Canal hemal
Múgil lisa o *Múgil curema*	119	0	295
Eugerres sp	106	38	213
Total	225	38	508

Tomado de (4, 11, 13).

La carga parasitaria o índice de parasitación por especies de pescado, se presenta en la tabla 3, donde además se muestra el máximo, mínimo y promedio, en las especies *Mugil lisa* o *Mugil curema* y *Eugerres* sp. En las especies *Mugil lisa* y *Mugil curema* el índice de parasitación promedio es más elevado que en el Género *Eugerres sp.*

Tabla 3. Carga parasitaria por espécimen de parásitos de la familia Anisakidae en las especies: Múgil lisa o Múgil curema y Eugerres sp en la zona pesquera Médano Blanco estado Falcón, Venezuela

Especie/pescado	Máximo	Mínimo	Promedio	Carga parasitaria
Múgil lisa o *Múgil curema*	21	0	9,2	21+- 9,2 p/u
Eugerres sp	16	1	7,9	16+- 7,9 p/u

Tomado de (4, 11, 13).

Leyenda: p/u: Parásitos por unidad o espécimen.

El pescado para el consumo producto de la faena en Médano Blanco, Península de Paraguaná, estado Falcón, que han constituido el vehículo para la llegada del parasito a los consumidores, puede observarse en la tabla 4, los pescados corresponden a la familia *Mugilidae* (*Múgil lisa* o *Múgil curema,* mejor conocidos como: liza, taina y candilete), en un 30% y la familia *Gerreidae* (*Eugerres* sp, conocido como mojarra) 26% y entre los otros encontramos: pargo, carite, Corocoro, camarón y langostino un 44% (5, 11).

Tabla 4. Porcentajes de familias de pescado capturadas en la zona pesquera Médano Blanco estado Falcón, Venezuela, demandadas para el consumo.

Familia *Mugilidae*	Familia *Gerreidae*	Otros
30%	26%	44%

Tomado de (4, 11, 13).

La situación de peligro para el consumidor de padecer la anisakiasis, está representado en que el 64% de los pescadores y consumidores desconocía prácticas higiénicas aplicables a los productos de la pesca, solo el 36% conocía y seguía hábitos higiénicos (12, 13, 15).

El progreso de la humanidad y la mejora de la calidad de vida han visto en los programas de vigilancia epidemiológica una función básica de la salud pública que posee como elementos (61, 62, 63):

- Entrada de datos recolectados sobre la prevalencia del parasito *Anisakidae* y los síntomas característicos de la anisakiasis
- Procesamiento de los datos para su análisis e interpretación.
- Salida de la propuesta y ejecución de las acciones entendidas como diseminación y comunicación.
- Retroalimentación: evaluación de los resultados y del sistema.
- Se siguieron los pasos para diseñar el sistema de vigilancia mediante:
- Definición e importancia de la anisakiasis como enfermedad a vigilar.
- Consideración de los elementos del sistema para realizar recolección de información sobre la enfermedad y el análisis e interpretación de los datos.
- Verificar las acciones a desarrollar para mantener la vigilancia de la anisakiasis.
- Evaluación del sistema de vigilancia.

Propuesta del programa de vigilancia epidemiológica para la anisakiasis

Con la información recabada y sistematizada en este estudio se diseñó la propuesta de un sistema de vigilancia epidemiológica, dirigida a fortalecer las capacidades de implementación de actividades de vigilancia epidemiológica y de promoción de salud sobre la anisakiasis gastroalergica, que puedan ser integradas en las políticas regionales de salud; para ello se procedió a teorizar argumentando la sustentación epistémica del constructo teórico de esta investigación, asumiendo que la teoría lleva por nombre "Vigilancia epidemiológica de la anisakiasis" distinguida con las siglas VEA; a través de la cual se pretende controlar una enfermedad emergente transmitida por alimentos, específicamente el pescado la cual pudiera estar causando padecimientos silentes en la población. Específicamente la teoría en sus visiones: ontológica, epistemológica, metodológica, axiológica y gnoseológica en su abstracción, se resume en el término "anisaepidemiocontrol" y llegando a una visualización de la teoría quedo expresada en la figura 3. En su concepción epistemológica buscara el fortalecimiento y la instrumentación de mecanismos de control político gubernamental institucional y comunitario, que coadyuven en el control epidemiológico de la anisakiasis en Falcón y Venezuela. En su visión ontológica se propone generar aprendizaje continuo, dinámico y sostenible en pescadores y consumidores acerca de la vigilancia epidemiológica de la anisakiasisComo base de acción e interpretación colectiva frente al riesgo.

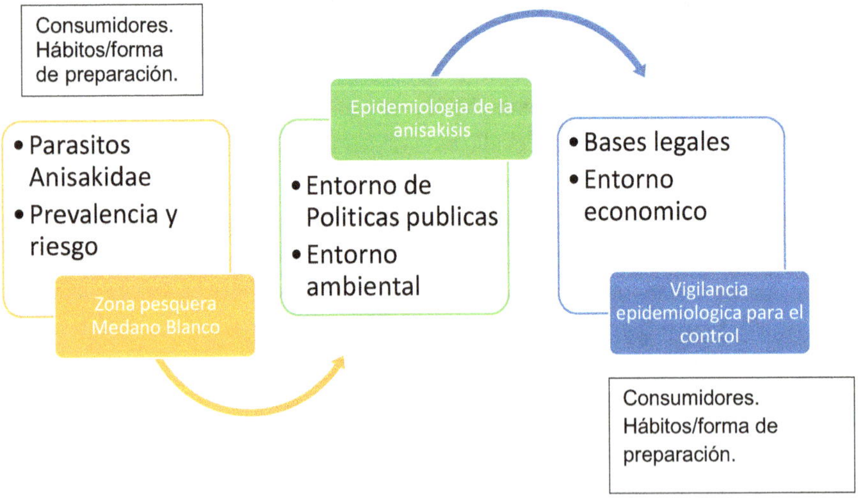

Figura 3. Visualización de la teoría "Anisaepidemiocontrol" para la anisakiasis en el estado Falcón, Venezuela.

Diseño de las características del sistema de vigilancia epidemiológica para la prevención y control de la anisakiasis en el estado Falcón.

Se procedió a diseñar las características del sistema de vigilancia epidemiológica para la prevención y el control de la anisakiasis en el estado Falcón, donde se propuso utilizar como fuente de datos para la vigilancia, la notificación rutinaria y obligatoria de eventos de interés que recogen los centros dispensadores de salud, dependientes de la Secretaria de Salud del estado Falcón, así como, del Instituto Venezolano de los Seguros Sociales (IVSS) y del Instituto de Previsión y Asistencia Social del Personal del Ministerio de Educación (IPASME), para de manera integrada establecer las conexiones necesarias con el personal entrenado que labora en los organismos dependientes del Sistema Nacional de Salud (61, 62).

El personal integrado en la vigilancia como función social de la Salud Publica, con la finalidad de instrumentar el seguimiento de los eventos de salud relacionados con la anisakiasis, sus síntomas asociados o los determinantes en la población humana, como estrategia conocida y aplicada a través del registro administrativo de historias clínicas hospitalarias, reportes de consulta especializada, reportes de laboratorio, protocolos de necropsias, investigaciones sobre prevalencia de parásitos de la familia *Anisakidae* y su conexión activa con el surgimiento de casos presuntos, probables o confirmados, así como, brotes, incluyendo, encuestas serológicas, estudios de morbilidad de síntomas relacionados, llegando a considerar hasta rumores originados y divulgados en la comunidad, conformo el argumento y construyo información considerada subnotificada en los registros administrativos que nutren los reportes EPI-15 regionalmente. (62, 78, 79, 90).

Desarrollo del modelo de sistema de vigilancia epidemiológica de la anisakiasis en el estado Falcón, Venezuela.

Se propuso teóricamente un sistema de vigilancia para la anisakiasis una enfermedad desconocida en el estado Falcón, sobre la cual se ha anticipado el estudio los factores de riesgo como enfermedad emergente, debido a la alta prevalencia de parásitos de la familia *Anisakidae* en la costa occidental del Istmo de Médanos, específicamente en la zona pesquera Médano Blanco, estado Falcón. Como elementos del sistema de vigilancia se propusieron; Entrada: acopio de los datos. Procesamiento: interpretación. Salida: (diseminación y comunicación) y retroalimentación: evaluación de los resultados y del sistema de vigilancia [60, 61, 62].

Integración del sistema de vigilancia:

El subsistema general, organización para la consolidación de la información recibida semanal, trimestral o anual, relativa al componente de diagnóstico y vigilancia clínica sobre la anisakiasis, así como también, de los parásitos de la familia *Anisakidae*, prevalentes en la zona pesquera Médano Blanco estado Falcón.

El subsistema específico, organización para el registro de información sobre el diagnóstico de anisakiasis, según los síntomas de la enfermedad, estudios por endoscopia y vigilancia de laboratorio por serología. Cada subsistema mencionado tiene objetivos propios, requerirá información particular, procesamiento estadístico de datos y estrategias de vigilancia epidemiológica propiamente dicha.

El sistema de vigilancia modelado rige sus actuaciones regido por los atributos:

Sensibilidad: capacidad para detectar correctamente el agente causal (parasito *Anisakidae*), los casos de anisakiasis o el factor de riesgo determinado, con valor predictivo-positivo a la condición bajo vigilancia.

Especificidad: capacidad para identificar correctamente a las personas que no están enfermas de anisakiasis o del factor de riesgo bajo vigilancia. La capacidad para detectar los falsos positivos o imprecisiones en la detección.

Flexibilidad: capacidad para acomodarse a exigencias nuevas dentro del propio sistema.

Aceptabilidad: Nivel de aceptación de la actividad por parte de las personas que administran y coordinan el sistema, así como por los que generan la información.

Simplicidad: Grado de sencillez de un sistema para interactuar de forma ágil y eficiente con el medio, sin perder calidad en sus acciones.

Representatividad: que describa de la manera más exacta, posible, la ocurrencia de un evento de salud en la comunidad, de acuerdo con su distribución en tiempo, lugar y persona.

Oportunidad: que refleja la rapidez en el tiempo que transcurre entre los diferentes pasos del sistema de vigilancia (ocurrencia-detección-notificación-acción).

Niveles de Organización del sistema de vigilancia.

- Nivel Local: constituido por el equipo de salud en contacto con la población.

Generan el dato y la ficha epidemiológica. Puede existir un nivel departamental.

Disparan la Vigilancia epidemiológica: Observación, Alerta, Alarma y Control.

- Responsabilidades del nivel local:

Realizar el control y análisis de los datos primarios.

Detectar oportunamente la ocurrencia de enfermedad en la comunidad.

Iniciar inmediatamente las acciones de control según las normas específicas: que en cuanto al pescado deben atender a su manejo y conservación, evaluación al pescador y al distribuidor, identificar el mecanismo de disposición de las vísceras y establecer los mecanismos de reporte de la situación. Con respecto al consumidor atender a lineamientos establecidos sobre cómo y dónde comprar pescado y productos marinos, como conservarlos y procesarlos para el consumo; evaluando también este mecanismo de reporte.

Solicitar apoyo al nivel superior en caso de ser necesario.

Notificar los casos, al nivel inmediato superior.

Informar sobre las acciones de control realizadas al nivel inmediato superior.

Participar en programas de capacitación en temas relacionados con la vigilancia.

Promover y ejecutar estrategias de comunicación social.

Elaborar el Boletín Epidemiológico

- Nivel provincial: integrado por la Dirección de Epidemiología.

Recibe la información generada por el nivel local o departamental, donde se consolida.

Analiza y consolida la información para enviarla al nivel superior. Pueden colaborar con el nivel local y departamental en distintas acciones de capacitación o intervenciones ante la ocurrencia de eventos.

- Responsabilidades del Nivel Provincial

Programar, coordinar y supervisar las actividades de Vigilancia Epidemiológica en su ámbito, promoviendo en el personal médico el cumplimiento de los atributos establecidos en función del diagnóstico de la anisakiasis, su abordaje específico con el equipo médico adecuado, apoyado en el análisis de laboratorio o serología. Elaborar el mecanismo de reporte.

Promover la capacitación del recurso humano del Sistema de Vigilancia Epidemiológica bajo su dependencia.

Realizar las investigaciones epidemiológicas que correspondan.

Recibir, consolidar, procesar, analizar y difundir en forma continua la información de la jurisdicción.

Elaborar y difundir la información Epidemiológica del nivel Provincial.

Impulsar la utilización de las diferentes fuentes de datos para identificar los factores de riesgo.

Participar activamente en el diseño de las estrategias de comunicación social.

Coordinar las actividades con las instituciones nacionales y jurisdiccionales de referencia.

Dar el alerta y coordinar las acciones de intervención necesarias cuando el evento supera las posibilidades de acción del nivel local y/o regional.

Participar en la formulación de planes y programas de salud.

Participar en la organización de la prestación de servicios de salud en su ámbito.

Remitir la información, según normas, al nivel superior.

- Nivel Nacional: Definido en el Organigrama del Ministerio del Poder Popular para la Salud (MPPPS), como Dirección de Epidemiologia.

Reciben la información de los niveles que lo anteceden, consolida, analiza y envía a los organismos internacionales. Su función es normativa principalmente y según niveles [(36)].

- Responsabilidades del Nivel Nacional:

Mantener actualizadas las normas, con la colaboración de los responsables del nivel provincial y de otras instituciones conforme a las necesidades del país.

Adecuar, generar y facilitar los instrumentos y mecanismos para el análisis epidemiológico, con el apoyo de las instituciones gubernamentales de salud en función de un laboratorio regional para el diagnóstico, unido al procesamiento de datos y mecanismos de reporte de información.

Promover la capacitación del recurso humano de manera articulada con las instituciones de referencia en el país o el exterior, haciendo énfasis en el apoyo económico que soporte el funcionamiento del programa de vigilancia epidemiológica de la anisakiasis que alimente el sistema de vigilancia en salud.

Realizar investigaciones epidemiológicas en el ámbito nacional en base a la información suministrada por los niveles provinciales.

Recibir, consolidar, procesar, analizar y difundir en forma continua la información recibida de las jurisdicciones.

Elaborar y difundir el Boletín Epidemiológico Nacional, Informes de Actualización y otros Documentos para garantizar la retroalimentación del sistema.

Asesorar evaluar y actuar sobre los problemas de salud considerados de relevancia nacional o sobre los que no pudieron ser controlados por las provincias.

Cooperar científica y técnicamente con las jurisdicciones para adoptar medidas de control.

Promover la participación en el diseño de estrategias de evaluación, control y seguimiento, para fortalecer la comunicación social.

Remitir a los organismos internacionales la información epidemiológica según las normas existentes.

Actividades

Todos los niveles del sistema de salud tienen la responsabilidad y la competencia de realizar actividades de vigilancia epidemiológica que comprenden:

Recolectar y notificar los datos.

Consolidar, procesar y analizar los datos,

Formular las recomendaciones para la intervención oportuna.

Difundir la información.

Supervisar y evaluar

- Recolectar y notificar los datos: Se realiza en todos los niveles del sistema de salud. La correcta identificación, diagnóstico e investigación de los casos son determinantes de la calidad de la información.

La notificación se realiza con la modalidad y periodicidad establecida para la enfermedad objeto de vigilancia.

Los criterios de magnitud, gravedad del daño, vulnerabilidad, impacto social, Reglamento Sanitario Internacional y compromisos internacionales son los considerados para elaborar la lista de enfermedades a vigilar en cada país, la modalidad y la periodicidad de la notificación.

La modalidad de notificación es la metodología empleada para el envío del dato: numérica, individualizada, por búsqueda activa, negativa y estudio de brote.

La periodicidad es el tiempo transcurrido entre la recolección del dato y la remisión: inmediata, semanal.

Las fuentes de datos guardan relación con la información necesaria para el objetivo de la vigilancia y son de tres tipos: tradicional o básica, especiales y otras.

Las fuentes tradicionales o básicas incluyen datos de asistencia a personas en establecimientos de salud (consulta externa, internación, servicios de emergencia o guardia), informes de laboratorio, estudios de brotes y notificaciones de puestos o centros centinelas.

Las fuentes especiales brindan datos que son el resultado de investigaciones epidemiológicas de campo/casos clínicos y encuestas.

- Las otras fuentes son:

Estadísticas Vitales (necropsias, muertes, causas de muerte con relación a anisakiasis)

Estadísticas hospitalarias

Estadísticas y Censo

Registros de Saneamiento Ambiental

Salud Animal

Otros organismos (Instituto Panamericano de Protección de Alimentos y Zoonosis, Oficina Sanitaria Panamericana).

- Consolidar, procesar y analizar los datos: El manejo de los datos es diferente según el nivel.

Nivel local: Es el que genera el dato. Las tareas incluyen: la recolección, depuración, clasificación y remisión al nivel superior así como también el análisis en términos de persona, tiempo y lugar.

Nivel provincial: Integra la información de casos, brotes e informes de laboratorio y realiza el análisis por el procedimiento estándar de estudio en función de persona, lugar y tiempo. Ello permite la detección de epidemias.

Nivel nacional: Realiza el análisis de la información del país e identifica las enfermedades de mayor impacto y los cambios de tendencia. Colabora en la planificación, ejecución y evaluación de los programas.

- Formular las recomendaciones para la intervención oportuna: Se realiza según nivel como sigue:

Nivel local: Realiza intervenciones sobre la persona, tales como medidas preventivas para el control de los contactos del caso, el control de la familia del caso, el seguimiento de los grupos de población en riesgo y el estudio de brote.

Nivel provincial: Interviene sobre la población con medidas colectivas, estudio de brotes epidémicos y aplicación de medidas para su control, aplicación de la legislación sanitaria, evaluación de los programas de salud en el ámbito de su competencia.

Nivel nacional: Las intervenciones son en el contexto político e institucional. Comprende las medidas sobre la población, la modificación de las Normas, la modificación de las leyes y otros instrumentos legales; y, las medidas de sanidad internacional.

- Difundir la información: La difusión periódica de la información es fundamental para la retroalimentación del sistema.

Puede realizarse por el Boletín Epidemiológico Provincial, Boletín Epidemiológico Nacional, publicaciones especiales tales como; informes, comunicaciones, circulares, nuevas resoluciones, leyes.

Se recomienda que la publicación del Boletín Epidemiológico tenga frecuencia semanal y sea distribuido a todos los efectores del nivel local. Se propone que sea elaborado por los niveles local, provincial y nacional.

Las vías a utilizar pueden ser: correo electrónico, página web.

- Supervisar y evaluar: La evaluación puede ser directa (visitas) o indirecta (informes, indicadores de las actividades).

Los indicadores (relacionados con los atributos) que se utilizan son de:

- Estructura

Porcentaje de horas profesionales dedicadas a las actividades de vigilancia.

Disponibilidad de infraestructura para procesamiento y comunicación.

- Proceso

Número de personas por notificación.

Cobertura (porcentaje de establecimientos que notifican por nivel de complejidad, subsector y jurisdicción).

Porcentaje de establecimientos con retraso en las notificaciones generales de más de 3 semanas.

Porcentaje de establecimientos con retraso en las notificaciones de eventos con notificación individual mayor de 3 semanas.

Porcentaje de apartados cumplimentados en la Ficha Epidemiológica específica.

Resultado

Índice epidémico

Canal endémico

Número de Informes, Boletines, Actualizaciones difundidos según el nivel: local, provincial y nacional

Discusión

Al contrastar los resultados presentados y descritos, con los diferentes autores citados, encontramos que coinciden plenamente (1,11-13,15) que la situación de peligro para el consumidor de padecer anisakiasis, está representado por la alta prevalencia detectada en la zona de pesca; aunado, a que el 64% de los pescadores y consumidores desconoce prácticas higiénicas aplicables a los productos de la pesca, solo el 36% conoce y sigue hábitos higiénicos (1, 11-13,15).

Coinciden también los autores (5, 12, 17,18), que la inocuidad del pescado que va a llegar al alcance del consumidor depende de la manipulación a bordo o en la orilla, debido a que el tiempo que se tarden las medidas preventivas o prácticas higiénicas de evisceración y lavado que le permiten al parasito *Anisakidae* su migración de la cavidad digestiva o mesenterio, al musculo y canal hemal, dificultando su retiro y la mayor cantidad de detritus.

El género *Contracaecum* sp predomina en la parasitación del pescado de la familia *Mugilidae*, mientras que el género *Pseudoterranova* sp lo hace para la familia *Gerreidae* según (5, 11, 23, 24), en porcentajes por encima de lo encontrado en las costas de los estados del oriente de Venezuela. Las investigaciones epidemiológicas realizadas en la zona pesquera Médano Blanco, aportan información que indican con cierta diferencia a los autores anteriormente citados que la prevalencia de parásitos *Anisakidae* en el pescado ha ido en aumento y en su último reporte alcanzo para el género *Contracaecum* sp el 97% y para *Pseudoterranova* sp el 3% (15 - 22).

La Federación de Alimentos y Drogas de los Estados Unidos, como norma interna establece un límite máximo de aceptación para nematodos de la familia *Anisakidae* en pescado de tres (03) parásitos por espécimen, mientras que la carga parasitaria en pescados de la familia *Mugilidae* y *Gerreidae,* detectada en el área de estudio, fue de 21+-9,2% y 16+-7,9% parásitos por unidad respectivamente (4, 11).

Se ha encontrado común entre diferentes autores (1, 21, 36, 37), la opinión que aproximadamente el 64% de los pescadores involucrados en la faena de pesca desconocen hábitos higiénicos que pudieran asumir en la inocuidad del pescado; situación peor aún, no tienen ningún conocimiento acerca de la parasitosis, ni tampoco tienen, ni han tramitado nunca el permiso sanitario, donde es obligatorio cumplir con el curso de manipuladores de alimentos, impartido por la autoridad sanitaria competente en el estado Falcón, que los capacita para la manipulación higiénica de alimentos específicamente del pescado y productos marinos, permitiéndoles la comercialización del pescado en mejores condiciones de inocuidad y salubridad, en beneficio del consumidor final y de la salud pública. Sin embargo, es importante resaltar que solo el 36% conocían y seguían hábitos higiénicos (2, 9, 39).

Los elementos del programa de vigilancia epidemiológica de la anisakiasis

Se ha entendido que la vigilancia epidemiológica consiste en la recogida sistemática y continúa de datos sobre los parásitos *Anisakidae* y la anisakiasias; en concordancia con (62 - 64), su análisis, interpretación y utilización en la planificación, implementación y evaluación de un programa vigilancia de salud estaría orientada a hacer frente a esa amenaza. El conocimiento de las acciones priorizadas que se deben seleccionar para actuar, formando la capacidad humana e institucional que se precisa a fin de elaborar, ejecutar, vigilar y evaluar las actividades de promoción de salud que al respecto se establezcan a nivel local y nacional, dentro del programa de vigilancia de la anisakiasis donde se deben identificar y seleccionar los mecanismos de control, así como, las buenas prácticas de manejo del pescado y su comercialización protegiendo la salud (62 - 64).

El manejo de los parásitos frecuentes y su evolución, dentro de un plan de alimentos seguros, ha sido analizado por los autores (22 - 27), quienes entienden que el conocimiento de las acciones priorizadas, se deben seleccionar para actuar, formando la capacidad humana e institucional que se precisa, a fin de elaborar, ejecutar, vigilar y evaluar las actividades de promoción de salud, que al respecto se establezcan a nivel local y nacional, dentro del programa de vigilancia de la anisakiasis. En el mismo se deben identificar y seleccionar los mecanismos de control, así como también, las buenas prácticas de manejo del pescado y su comercialización protegiendo la salud (22 - 27).

La situación de salud sobre la anisakiasis, según la interpretación de (28, 32), en función de los nuevos datos sobre los hospedadores, frente al diagnóstico y control de la anisakiasis, orientará la planificación de las acciones preventivas verificando siempre las dificultades encontradas que sirven de alerta; para evidenciar los cambios repentinos que se pudieran dar con casos de anisakiasis y los eventos o los factores relacionados con ella, donde estaríamos aplicando la dimensión táctica de la vigilancia epidemiológica. La dimensión estratégica está centrada en la observación continuada de las tendencias en el mediano y largo plazo de los objetivos, propósitos y directrices, orientados a incrementar la salud de la población, en sus plazos inmediatos y mediatos, dirigidos a caracterizar el estado de salud, ya que se nutre de los distintos subsistemas de registro y notificación de los problemas de salud y condiciones, eventos o factores relacionados (28, 32, 64).

Los subsistemas de alerta-acción y el sistema de información directa, deberían ser los mecanismos para ejecutar la vigilancia epidemiológica integrada al plan de prevención global que ayuden a mantener la vigilancia de la anisakiasis y la evaluación del programa de vigilancia, opinión consustanciada por (33, 35). En Venezuela la presencia de parásitos *Anisakidae* en los productos de la pesca, debe ser controlada con profilaxis, medidas higiénicas en el manejo del pescado a bordo y en la orilla; así como, orientar a la población con hábitos de consumo del pescado cocinado, o sometido previamente a congelación a -20°C por 48 a 72 horas (33, 35, 37, 38, 65, 66).

La propuesta del sistema de Vigilancia epidemiológica.

Cada una de las bases legales argumentadas en esta investigación de manera jerarquizada, a partir de la Carta magna (71 -79), conceden valor para establecer obligaciones bajo jurisdicción regulatoria, al establecer una serie de comportamientos esperables de las instituciones y de los individuos, como los que pueden incluirse en la propuesta de sistema de vigilancia epidemiológica de la anisakiasis en el estado Falcón, dentro de la obligación y potestad que tiene el gobierno nacional de garantizar a la colectividad un servicio de salud integral mediante la educación y la promoción de la salud, en materia de consumo de alimentos y tomar la iniciativa de fomentar y construir en alianza global con los organismos internacionales (FAO, OMS) una acción de liderazgo en función de la promoción de la salud (71 - 79).

Las regulaciones a imponer emanaran de un programa de control, con personal previamente formado y entrenado en la aplicación de controles preventivos fundamentados en lo establecido en las normativas legales vigentes en Venezuela, para los sistemas de producción de alimentos (37, 39, 70). Todo el estamento legal analizado justifica como el HACCP, es aplicado a la cadena alimenticia desde la zona de producción, captura, manejo y almacenamiento a bordo o en la orilla en caso de pesca artesanal marítima, evisceración, lavado, transporte refrigerado o congelado hasta el servicio en la mesa; en función de producir alimentos inocuos, los cuales permitirán (68, 69), la identificación de riesgos potenciales: ya sean biológicos (parásitos) o químicos (alérgicos) y los métodos para eliminarlos, controlarlos o reducirlos a un nivel aceptable.

Conclusiones

Para el pescador generalmente se reservan las especies de pescado de menor valor comercial, donde se cuenta el pescado de las familias *Mugilidae* y *Guerreidae*, precisadas como los de mayor carga parasitaria. Lamentablemente el pescador, su familia y los consumidores por el desconocimiento del parasito *Anisakidae* y sus efectos, así como de las prácticas higiénicas que le permitan detener el avance del parasito, quedan expuestos al riesgo.

La situación detectada actualmente en esta investigación, demuestra que no hay cambios o mejoras, que permitan argumentar que disminuye el riesgo para la salud pública, que representan los parásitos *Anisakidae* en la zona pesquera en cuestión; justificando la necesidad de accionar desde los organismos sanitarios competentes, las medidas de vigilancia epidemiológica, involucrando al pescador, atribuyéndole la responsabilidad que también le asiste en este problema

Las medidas de control higiénico en la manipulación del pescado a bordo o en la orilla, constituyen los mecanismos necesarios para garantizar su inocuidad, identificadas específicamente como la evisceración, lavado y almacenamiento refrigerado, que den lugar a detener la migración del parasito *Anisakidae* de la cavidad digestiva a músculos y canal hemal del pescado, lo cual va a generar mayor cantidad de detritus del parasito, cuando se proceda al corte durante la comercialización.

El análisis de riesgos y control de puntos críticos en el procesamiento de alimentos, como en este caso alimentos de origen marino, constituyen una tecnología aplicable desde la zona de producción, actuando con monitoreo y acciones de verificación durante toda la cadena productiva, hasta la mesa del consumidor, ejerciendo inclusive las gestiones ambientales para el manejo del contenido de la cavidad digestiva durante la evisceración, lo cual amerita su disposición en un lugar más seguro, que garantice que no va a ser nuevamente alimento para los organismos integrantes del Plancton u otros peces, donde se estaría favoreciendo la colonización del parasito en la zona pesquera.

El desconocimiento del parasito por parte de los pescadores y pescadoras, así como de hábitos o practicas higiénicas en la manipulación del pescado, ameritan actividades de educación sanitaria para superar este riesgo y comprometerlos en el proceso de aporte y generación de aprendizaje continuo, sobre los parásitos *Aniskidae* y la enfermedad parasitaria que desencadenan, como una base de acción colectiva, donde la comunidad asume participación en la vigilancia epidemiológica de la anisakiasis

La importancia del estado Falcón en el eje occidental, como primer estado productivo entre las principales zonas pesqueras de Venezuela, le advierten la necesidad de una mayor preocupación por la inocuidad del pescado que se comercializa, en función de garantizar a la población alimentos seguros, basado en las fortalezas legales que le atribuyen la legislación sanitaria existente en materia de soberanía y seguridad alimentaria en Venezuela.

Referencias

1. Bracho H. Análisis Epidemiológico de la anisakiasis y sus vinculaciones económicas y familiares en Venezuela y Latinoamérica. Rev. Arbit Multidis Cs. Sal. SALUD Y VIDA. 2018; 2. (3): 50-67.

2. Bracho H. Conocimientos del pescador adulto mayor de Médano Blanco, sobre la higiene del pescado y anisakiasis. Rev. Gerociencia. 2018; II. (4): 25-34.

3. Bracho H. Hansen Y. Endoscopia: diagnóstico y tratamiento de anisakiasis digestiva. Rev. CLIC-CENDITEL. 2019; 19, (10): 74-82.

4. Bracho, H. Effects of High Prevalence *Anisakis* in Fish Caught in the White Coast Medano, Falcon State, Venezuela on the Consuming Population. Public Health J. 2016; 4, (4): 279-83. Doi: 10.11648/j.sjph.20160404.12.

5. Bandes A, Selgrad S, Ríos S, M, Hans M. Nematodos de la familia en pescado fresco expendido para consumo humano en Caracas, Venezuela. Instituto. Nacional de Higiene. Rafael Rangel. Rev. INHRR. 2005; 36, (2): 44-71.

6. Martínez E, Loaiza L, Bastidas G. 2009. Anisakiosis Rev. Comun y Sal. 2009; 7, (2): 18-22.

7. Puccio F, Cifarelli D, Blanco F, López E, Sarmiento L, Ordaz R. Reactividad alérgica a *Anisakis simplex* y su asociación con asma bronquial en niños escolares del estado Nueva Esparta, Venezuela. Instituto de Biomedicina, Universidad Central de Venezuela. Bol Mal Salud Amb. 2008; 48, (2): 1-20

8. Briongos, E., Fernández, A., Algora, S., Cacho, G., y Fernández, C. Caso de anisakiasis gastroalergica documentado endoscópicamente. Fundación Hospital Alcorcón, Madrid. Rev. Esp. Enferm. Dig. 2013; 105, (I): 245-380.

9. Robaina G. ¿Qué es un plan HACCP? y potenciales peligros asociados con los productos pesqueros y piscícolas. Información Agricultura y Ganadería. 2018 [en línea]. [Consultado 08 de octubre 2021]. Disponible en: https://mundoagropecuario.com/2018/09/21¿que-es-el-plan-haccp -potenciales-peligros-asociados-con-los-productos-y-piscicolas/

10. Keener L Parásitos transmitidos por los alimentos: una amenaza insidiosa para la seguridad alimentaria y la salud pública. 2021 [en línea]. [Consultado 22 de marzo 2021]. Disponible en: https://www.cdc.gov/foodsafety/foodborne-germs.html

11. Ruiz, L. y Vallejo, A. Parámetros de infección por Nematodos de la familia *Anisakidae* que parasitan el salmonete. (*Mugil incilis*) en la Bahía de Cartagena (Caribe colombiano). Rev. INTROPICA. 2013; (8): 53-60

12. Bracho, H. Prevalence of parasitism by *Anisakis* in a sample of fish caught on the coastline of Golfete of Coro, Venezuela. Public Health J. 2014; 2, (6): 513-5. Doi: 10.11648 / j.sjph.20140206.12. 80

13. Castellanos J. A. Tangua A.R. Salazar L. Nematodos *Anisakidae* aislados de mullet gris plano (*mugil cephalus*) de buenaventura, Colombia. I J P-PAW. 2017; 61

14. Informe de la 26va Reunión del Comité del Codex Alimentario sobre pescado y productos pesqueros (Anexo I-Determinación de la viabilidad de los nematodos) [en línea]. [Consultado 22 de agosto 2021] Disponible en www.fao.org/docrep/meeting/008/j1682s/j1682s00.htm

15. Bracho, H., Molina, J., Pirona, M, y Cordero, M. Nematode of the Family *Anisakidae* in fishing products, Coastline Médano Blanco, Falcón Slate, Venezuela. Rev. Scientific. FCV-LUZ. 2013; XXIII, (2): 163 -167.

16. De Salazar L, Vélez JA & Ortiz Y. Evidencias de efectividad en promoción de la salud en América Latina. Proyecto Regional Latinoamericano de Evidencias de Efectividad en Promoción de la Salud. Unión Internacional de Promoción de la Salud y Educación para la Salud, UIPES. 2003 Santiago de Cali, Colombia.

17. Sautu R. Boniolo P. Dalle P. Elbert R. Manual de Metodología, construcción del marco teórico, formulación de objetivos y elección de la metodología. Consejo Latinoamericano de Ciencias Sociales. (CLACSO). 1ra Ed. 2005; 192p. Buenos Aires, Argentina.

18. Aldana J. Inciarte V. Colina F. Perozo M. Programa de Doctorado Ciencias de la Salud, Universidad Nacional Experimental "Francisco de Miranda" 2017. 186p

19. Líneas de Investigación de la Universidad Nacional Experimental "Francisco de Miranda" 2016; 38p.

20. Fernández W. Parasitismo en peces comerciales y su Impacto en la salud pública. Laboratorio de Parasitología Animal-Sanitaria. CENIAP. 2006 [en línea]. [Consultado 07 de octubre 2021].Disponible en: http://www.ceniap.gob.ve

21. Hashimoto, R., Matsuda, T. y Nakahori, M. Anisakiasis del intestino delgado detectada por cápsula endoscopia. J Endoscop digest, 2016. DOI: https://doi.org/10.1111/den.12738

22. Rodríguez, M. Tejada, M. González, M. Moneo, I. Solas, M. Los métodos de extracción y detección de antígenos de Anisakis en alimentos para consumo humano y animal. Mayor Consejo de Investigaciones Científicas (CSIC). El biomédico Fundación de Investigación del Hospital Carlos III. España. 2011; Patente de Invención No. 2.340.978 B1. Páginas. 01-14.

23. Borges J.N, Cunha L.F, Santos H.L, Monteiro-Neto C, Santos C.P. Diagnóstico morfológico y molecular de larvas de nematodos anisakidos de Cutlassfish *Trichiurus lepturus*; frente a la costa de Río de Janeiro, Brasil. PLoS ONE. 2012: 7, 7: e40447. Doi: 10.1371 / journal.pone.0040447

24. Escorche, A La realidad de la Crisis económica en Venezuela. 2016 [en línea]. [Consultado 08 de octubre 2021]. Disponible en: www.eltiempo.com

25. Marotta, D. Encuestas de Condiciones de Vida ENCOVI.2017 [en línea]. [Consultado 22 de octubre 2018]. Disponible en: www.elimpulso.com

26. Organización de las Naciones Unidas para la Agricultura y la Alimentación (FAO). El estado mundial de la pesca y la acuicultura. Pesquerías y Departamento de Acuicultura de la FAO, 2015. Roma, 242 pp.

27. Organización Panamericana de la Salud. Módulo de Principios de Epidemiologia para el control de Enfermedades (MOPECE). Washington D.C: All tipe asesoría editorial limited: 2011; 8 – 43.

28. Center for Health Policy Research. Apéndice D: Consideraciones éticas con seres humanos 2022; Pp 12-17.

29. Rezapour, M. y Agarwal, N. Eres lo que comes: un caso inducido por nematodos. Esofagitis eosinofílica. [en línea]. [Consultado 08 de octubre 2021] Case Reports J, 2017; 4, 13. Disponible en: https://doi.org/10.14309/crj.2017.13

30. Thusfield M. (1990). Prevalencia de enfermedades., Epidemiología Veterinaria. 11va ed. Zaragoza. Acribia S.A; p 207-217.

31. Iñiguez AM. Carvalhob, V.L. Halves M.R. Mottac, D. C. Sousa Nukes Pinheiroc, A.C Paulo V. Análisis genético de *Anisakis typica* (Nematoda: *Anisakidae*) de cetáceos de la costa noreste de Brasil: nuevos datos sobre sus hospedadores definitivos. J Veter Parasitol. 2011; 178, 293–299.

32. Kuhn T: Hailer F. Harry W. P and Sven Klimpel. Global assessment of molecularly identified *Anisakis* Dujardin, 1845 (Nematoda: *Anisakidae*) in their teleost intermediate hosts. Folia Parasitol 2013; 60 (2): 123–134.

33. Koinari, M. Karl, S Elliot, A. Ryan, U. Lymbery A.J. Identificación de especies de Anisakis (Nematoda: Anisakidae) en especies marinas huéspedes de pescado de Papua Nueva Guinea.Rev Parasitol Veter 193: 126–133.

34. Al-Zubaidy A.B. Larvas de tercera etapa de Anisakis simplex (Rudolphi, 1809) en los peces del mar rojo, costa de Yemen. JKAU: Mar. Sci., 2010; 21, (1): 95-112 (2010 A. D. / 1431 A. H.) DOI: 10. 4197 / mar. 21-1.5

35. Cuellar M, Fontanillas J, Pérez, J. Biology and epidemiology of larval anisakidosis. Disease herring. Complutense University. Madrid, Spain. Rev. Cs. Vet. 1991; (4): 57-61.

36. Bracho H. El Ciclo Evolutivo de Parásitos de la Familia *Anisakidae*. Hacia Una Prospectiva de Medidas Sanitarias de Control. Rev. Instit Nac Hig "Rafael Rangel", 2019; 50 (1 y 2): 71-75

37. Lantigua I. *Anisakis*, el parásito de los peces. Servicios Veterinarios del Departamento de Salud Pública. 2006 [en línea]. [Consultado 12 de diciembre 2021] Cataluña, España. Disponible en: http://www.elmundo.es

38. Solas, M. T. Moneo, I. Tejada, M. Muñoz, M. Rodríguez, M. González, M. Antígenos de Anisakis detectados en el músculo de Los peces infectados con Anisakis L3 simplemente degradados. J. Food Protec. 2008; (71): 1273-1276.

39. Krestel management. HACCP-Evolución de un plan de requerimientos de alimentos seguros.2017 [en línea]. [Consultado 31 de julio 2021]. Disponible en: http://www.krestelmanagement.com.

40. Bao M., Pierce G.J., Pascual S., González-Muñoz M., Mattiucci S., Mladineo I. et al. Assessing the risk of an emerging zoonosis of worldwide concern: anisakiasis. Scientific Reports. 2017; (7): 43699. Doi: 10.1038/srep43699.

41. Sabate J. Anisakis: 10 aclaraciones sobre el parásito del sushi para no caer en la histeria. 2017 [en línea]. [Consultado 08 de octubre 2021] España. Disponible en: www.eldiario.es

42. Quijada, J. Lima dos Santos, C.A. y Avdalov N. Enfermedades parasitarias por consumo de pescado. Incidencia en América Latina. Rev. Infopesca Internac, 2005; (24): 16-23.

43. Yasunga, H. Horguichi, H. Hashimoto, K. Kuwabara, H.Matsuda, S. Las Características clínicas de la anisakiasis intestinal en Japón. J. Am Trop. Med. Hyg. 2010; (83): 104-106.

44. Boletín Epidemiológico Francés. Un estudio retrospectivo sobre la incidencia de Anisakiasis (Enfermedad por Anisakis) entre 2010-2014 en Francia. 2016. [en línea]. [Consultado 08 de septiembre 2021]. Disponible en: http://www.invs.sante.fr/beh/2016/5-6/pdf/2016_5-6_1.pdf

45. Werner B. Infecciones por parásitos más frecuentes y su manejo. Rev Méd Clín Las Condes. 2014; 25, (3): 485-528. DOI https://doi.org/10.1016/ S0716-8640(14)70065-3.

46. Saieh, C. Parasitosis. Manual de pediatría ambulatoria. 1ra ed. Santiago Cap. 40 Parasitología. Ed. Mediterráneo. 2013; 11, 81 p.

47. Gorrita, R. Manifestaciones clínicas y tratamiento del parasitismo intestinal. Policlínico Universitario Felo Echevarrieta. San José de las Lajas, Habana, Cuba. Rev. Cs Med La Habana, 2008; 15 (1): 112-117.

48. Alena M. Iñiguez L. Vitor L. Carvalho B. Monica R. Alves Mottac, D. et al. Análisis genético de *Anisakis typica*, Nematoda: *Anisakidae* de cetáceos de la costa noreste de Brasil: nuevos datos sobre sus hospedadores definitivos. Instituto Oswaldo Cruz, Fundación Oswaldo Cruz, Río de Janeiro 21045-900, Brasil J. Veterin. Parasitol. 2011; 178, 293–299

49. Velasco, JM., Ballo, R., Hood, K., Jolley, J., Rinewalt, D. y Veenstra, B. Exploratory laparotomy – laparoscopic. In: Velasco JM, Ballo R, Hood K, Jolley J, Rinewalt D, Veenstra B, consulting eds. Essential Surgical Procedures. Philadelphia, PA: Elsevier; 2016. Chap 1.

50. Falcone, T. y Walters, MD. Diagnostic laparoscopy. In: Baggish MS, Karram MM, eds. Atlas of pelvic anatomy and gynecologic surgery. Fourth ed. Philadelphia, PA: Elsevier; 2016; chap 115.

51. Barros, C. Manzarbeitia, F. Lopez-Velez, R. Reactividad alérgica a *Anisakis simplex* y su asociación con asma bronquial en escolares en el estado de Nueva. Esparta, Venezuela. Bol Malariol y Med Amb. . 2008; XLVIII, No. 2.

52. Takei, H y S. Powel. Anisakidosis Intestinal (Anisakiosis). Annals of Diagnostic Patholog. 2007; (11): 350-352.

53. Pardell, X. Apuntes de electromedicina. American Academia of Orthopedic Surgeons Arthroscopy. 2018 [en línea]. [Consultado 10 de marzo 2021]. Disponible en: http://orthoinfo.aaos.org/topic.cfm?topic=a00109.

54. Chen, X., Ran, Z H. Tong, JL. A. meta-analysis of the yield of capsule endoscopy compared to double-balloon enteroscopy in patients with small bowel diseases. World J Gastroenterol. 2007; 13 (32):4372-4378.

55. American Society for Gastrointestinal Endoscopy. Understanding capsule Endoscopy. 2012 [en línea]. [Consultado 08 de octubre 2021] Disponible en: https://www.asge.org/home/for-patients/patientinformation/Understanding-capsule-endoscopy

56. Arya, A. y Yan, B. Ultra-high magnification endoscopy: Is seeing really believing? World. J. Gastrointest Endoscopy; 2012; 4 (10):462-471.

57. Gómez, JM. Gérez, M. Zangroniz. E. Muro, T. González, Y. García, M et al. Reacciones de hipersensibilidad y Manifestaciones gastrointestinales causadas por la ingestión de pescados parasitados por *Anisakis simplex*. Semergen 2006; (25): 792-797.

58. López Rodríguez J M. Anisakiosis patologías provocadas en humanos. Servicio del Aparato Digestivo. Hospital Universitario Regional "Carlos Haya" IV. Málaga: 2005.

59. Borrell, C, Epidemiología social: la persona, la población y los determinantes sociales de la salud. España: Cuadernos de la Fundación Antonio Esteves 2011: N.32.

60. Deaza N. Galeano E y Valencia D. Modelo de un sistema de vigilancia epidemiológico empresarial. [Maestría]. Administración en Salud. Facultad de Administración. Universidad del Rosario. Argentina. 2011; 116p.

61. Bonvecchio A, Becerril-Montekio V. Carriedo-Lutzenkirchen A. Landaeta-Jiménez M. The health system of Venezuela. Sal Públ Mex 2011; 53 Suppl (2): S275-S286.

62. García C y Aguilar P. Vigilancia epidemiológica en salud. Rev. Arch. Med. Camagüey. AMC. 2013; 17, (6): 19p.

63. Smith G. Development of Rapid Epidemiologic Assessment methods to evaluate health Status Delivery Health Services. Int J Epidemiol, 2015; 18, (2): 2-15

64. Hochberg H, Hamer D. Hazards anisakidosis from the depths. Clin. Infect Dis. 2010; 51: 806- 812.

65. Muñoz P. Pseudoterranovosis. Rev Chil. Infectol. 2008; 25 (3):205-232.

66. Comisión venezolana de Normas Industriales (COVENIN) 2018. [en línea]. [Consultado 08 de octubre 2021]. Disponible en: http://www.sencamer.gob.ve

67. Salud en las Américas PAHO-OPS. El papel de la sociedad civil y la comunidad en la formulación de políticas de salud. 2017. [en línea]. [Consultado 22 de enero 2022]. Consultado 22 enero 2022). Disponible en: http://www.paho.org/salud

68. Gofin J, Gofin R. Fundamentos de la salud de la comunidad mundial. Serie Salud Pública Esencial. Reingelman R, Serie ed. Sudbury: Jones & Bartlett Learning. 2012. P57

69. Negro Álvarez J M. Alergia Anisakis simplex. Sección de alergología, Facultad de Medicina, Universidad de Murcia, España. 2007. [en línea]. [Consultado 08 de octubre 2021]. Disponible en: http://www.alergomurcia.com/tools/pdf/ANISA KIS.

70. Comisión venezolana de Normas Industriales (COVENIN) 2018. [en línea]. [Consultado 08 de octubre 2021]. Disponible en: http://www.sencamer.gob.ve

71. Constitución de la República Bolivariana de Venezuela. Asamblea Nacional Constituyente.1999. 202p

72. Ley Orgánica de Salud de Venezuela. Gaceta Oficial Nº 36.579 de fecha 11 de noviembre de 1998. 21p

73. Ley Orgánica del Sistema Nacional de Salud. Congreso de la República de Venezuela. 1987. 25p

74. Ley del Plan de la Patria. Tercer Plan Socialista de Desarrollo Económico y Social de la Nación de Venezuela para el periodo 2019-2025. 414p

75 Reglamento General de Alimentos. Resolución sobre Carnes y pescados. Junta de Gobierno de la República de Venezuela. 1959; Gaceta Oficial N° 25.864 de fecha 16 de enero de 1959.

76. República de Venezuela. Ministerio de Sanidad y Asistencia Social. Gaceta Oficial Nº 35.623 de [03-01-95]. NORMAS COMPLEMENTARIAS DEL REGLAMENTO GENERAL DE ALIMENTOS. 1996; No. SG. 081. Caracas

77. Declaración Universal de los Derechos Humanos. Resolución 217 A (III) del 10 de diciembre de 1948. Asamblea General, reunida en París. [en línea]. [Consultado 08 de octubre 2021].

78. Organización Mundial de la Salud. Carta de Ottawa para la promoción de la salud. 1986 [en línea]. [Consultado 08 de octubre 2021] Disponible en: http://www.who.int-healthpromotion/conferences/previous/otawa/en/.

79. Organización Mundial de la Salud. Declaración de Yakarta sobre la Promoción de la Salud en el Siglo XXI. 1997 [en línea]. [Consultado 08 de octubre 2021]. Disponible en: http://www.who.int-healthpromotion/conferences/previous/Yakarta/en/.

80.-Pardo S, Sumac A, Noble H, Suarez H. *Contracaecum* spp (*Anisakidae*) *Hoplias malabaricus* in fish captured in the Ciénaga Grande de Lorica, Córdoba. MVZ Córdoba J. 2008; (13): 1304-14.

81. Bedregal-García. P. 2016. Ética de la investigación en salud pública. Departamento de Salud Pública: Pontificia Universidad Católica de Chile. ARS Médica. Rev Cs Med. 2016; 35, (2):18. DOI: 10.11565/arsmed.v35i2.173

82. The Belmont Report: National Commission for the protection of Human Subjects of the Biomedical and Behavioral Research. Office for Human Res Protec. USA. 1979.

83. República Bolivariana de Venezuela. Frente Nacional de Pescadoras, Pescadores, Acuicultoras y Acuicultores (FNPAA). Documento público. Caracas. 2010. 6p.

84. Ministerio del Poder Popular para la Salud. Anuario de Morbilidad. Dirección de Vigilancia Epidemiológica. Caracas, Venezuela. 2011; p344.

85. Organización de las Naciones Unidas para la Agricultura y la Alimentación (FAO). El estado mundial de la pesca y la acuicultura. Pesquerías y Departamento de Acuicultura de la FAO, Roma, 2015; p242.

86. Red de Sociedades Científicas Médicas de Venezuela, Comisión de Epidemiologia. Situación en Venezuela, América Latina y el Mundo. Alerta Epidemiológica. Caracas. 2010.

87. Ministerio de Información y Comunicación. ¿Cuál es el mercado pesquero en Venezuela? 2022 [en línea]. (Consultado 07 de agosto de 2022). Disponible en: http://www.minci.gob.ve

88. FAO Yearbook Fishery and Aquaculture Statistics 2019/ FAO annuaire/ Roma. Datos estadísticos sobre las capturas, la producción y el comercio de los productos pesqueros. [en línea]. 2019 [Consultado 05 de agosto 2022]. Disponible en: https://www.fao.org/fishery/static/yearbook

89. Ministerio de Información y Comunicación. Superada la producción pesquera nacional en el año 2021 [en línea]. [Consultado 07 de agosto de 2022]. Disponible en: https://observatorio-pesquería-venezuela.gob.ve

90. Araque K. C. Componentes básicos de un sistema específico de vigilancia epidemiológica.2020. Medicina Veterinaria al Día [en línea]. [Consultado 29 de julio de 2022]. Disponible en: https://www.medicinaveterinariaaldia.web.com

II. Conocimientos del pescador adulto mayor de médano blanco, sobre la higiene del pescado y anisakiasis

Introducción

Esta investigación está derivada de la línea de investigación sobre promoción de salud, específicamente educación sanitaria para la prevención de enfermedades producidas por fauna nociva, en virtud de proponer la toma de conciencia ante las enfermedades transmitidas por estos. La evolución de planes de requerimientos de alimentos seguros para el consumo de la población, han emanado de organizaciones mundiales comprometidas con la calidad de los alimentos tales como (1) y la Organización para la Agricultura y la Alimentación de las Naciones Unidas (2), estableciendo lineamientos dirigidos a considerar que la alimentación de las personas es una cuestión fundamental; aquí los productos pesqueros destinados al consumo humano requieren vigilancia, ya sea estos productos frescos, congelados o procesados, con la finalidad de controlar infecciones asociadas por el consumo de pescado parasitado, sin ser sometido a medidas higiénicas, también en platos de pescado crudo, que son insuficientemente cocido o ligeramente salado, ahumado o marinado lo que pudiera estar asociado a factores socioculturales en ciertas poblaciones; es decir, la idiosincrasia de los pobladores que los coloca en situación de riesgo, por desconocimiento de normas elementales de higiene, o al pretender innovar en la presentación de platos elaborados a partir de pescado crudo o poco cocido.

En general, en las costas del estado Falcón y de Venezuela, los pescadores constituyen grupos de la población de escasos recursos económicos, quienes venden el producto de la pesca de mayor valor comercial y, los especímenes de bajo costo quedan para el consumo familiar; en este caso hay predominio de peces de la familia *Mugilidae*, es decir, *Mugil liza*, *Mugil curema* y *Mugil incilis*, entre otras especies colonizadas predominantemente por los parásitos de la familia *Anisaquidae*. Sobre lo anteriormente especificado, tanto los responsables de la venta ambulante como las familias, ignoran las consecuencias del consumo de pescado parasitado (3, 4), del mismo modo se observa que desconocen las medidas higiénicas para controlar la migración del parásito de mesenterio a músculos, como la evisceración del pescado inmediatamente a la captura, higienizando, lavándolo con agua potable, como medida preventiva del avance del parásito, en la migración a los músculos de estos.

La salud pública es responsabilidad de los gobiernos, a los funcionarios capacitados del sector salud les compete la organización de todos los servicios y actividades que directa e indirectamente contribuyen a la salud de la población. Por lo tanto, debe existir una alta corresponsabilidad de la sociedad civil (salud comunitaria), sector sanitario responsable de los centros dispensadores de salud, para identificar problemas, prioridades, análisis y aplicación de medidas sanitarias en beneficio de la salud de la gente (2, 4, 6).

En este estudio, el pescado es considerado el vehículo de enfermedades zoonóticas, donde los consumidores resultan predispuestos a padecer una infección, con síntomas gastrointestinales o de naturaleza alérgica, (7), conocida como anisakiasis causada por parásitos de la familia *Anisakidae*, donde los más conocidos son: *Anisakis* spp, *Contracaecum* spp, y Pseudoterranova spp; los cuales viven en el tracto digestivo y mesenterio de muchos especies de peces, crustáceos y moluscos (3, 4, 8, 9)

Frente a lo descrito, es necesario minimizar los riesgos en la población de padecer enfermedades resultantes de la ingestión de productos marinos infectados a través de programas de educación para la salud, donde se contemplen acciones preventivas. El propósito de este estudio bajo la metodología de reporte de caso, consiste en evaluar los conocimientos de pescadores adultos mayores de Médano Blanco sobre el manejo higiénico de las capturas, ante la presencia de parásitos de la familia *anisakidae* o sus restos (productos químicos secretados por los parásitos), sobre los síntomas gástricos o respiratorios que estos desencadenan.

DESARROLLO

Entre los resultados de este estudio se observó cómo situación problemática de En el estudio sobre los efectos de la alta prevalencia de *Anisakis* en pescados capturados en la costa de Médano Blanco estado Falcón Venezuela, sobre la población consumidora; publicado por (4); tuvo como propósito evaluar los efectos que tiene sobre la población, la ingesta de pescado capturado en la costa de Médano Blanco estado Falcón Venezuela, donde se ha registrado alta prevalencia de parásitos de la familia *Anisakidae.*

Salud, la afectación de 1098 pacientes por mes integrantes de la familia de los pescadores y pobladores, estos asistieron al ambulatorio urbano del sector Pantano Abajo de Coro Municipio Miranda estado Falcón, donde 719,6/mes presentaron síntomas respiratorios requiriendo nebulizaciones, situación similar ante reacciones inmediatas de hipersensibilidad a antígenos del parásito *Anisakis*, mediados por inmunoglobulina E como respuesta a alérgenos, tal como ha sido reportado a nivel mundial; así como síntomas gástricos (diarreas y vómitos), que en porcentajes se ubicaban en un rango de 29.81% al 38.43% (ver Figura 1) pudiéndose inferir, que son coincidentes con los que padecen individuos que han consumido pescado parasitado, o estado en contacto con los parásitos de la familia *Anisakidae*.

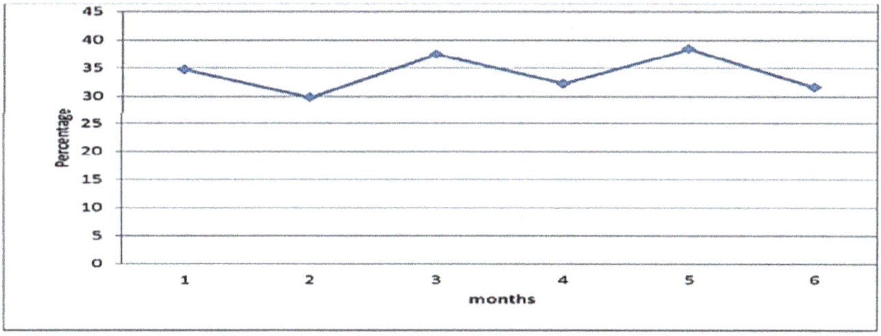

Figura 1. Porcentaje de pacientes con síntomas respiratorios (asma) y gástricos (diarrea y vómitos), que acuden al centro dispensador de salud del sector, Pantano Abajo, municipio Miranda estado Falcón, Venezuela. Fuente: (4)

De acuerdo a estudios previos realizados en la zona de pesca acerca de la Prevalencia de parasitosis por *Anisakis* en una muestra de peces capturado en la costa del Golfete de Coro Falcón Venezuela por (10,11)); ambos desarrollados con el propósito de evaluar el grado de parasitismo y el riesgo de anisakiasis en la población; una enfermedad zoonótica común a nivel mundial, causada por la ingestión de larvas (L3) de nematodos de la familia *Anisakidae*: (*Anisakis* spp, *Contracaecum* spp, *Pseudoterranova* spp), presentes en el pescado crudo o poco cocinado constituyen un riesgo para la salud pública que no se debe subestimar.

Se determinó en tales estudios la prevalencia del parásito y el grado de parasitismo por anisakidos, mediante un muestreo probabilístico no intencional, a través de la adquisición de 90 especímenes directamente de los pescadores, en la zona de pesca, dando importancia al pescado de menor valor comercial, que también es utilizado para el consumo familiar como taina, candilete y lisa de la familia *Mugilidae*: (*M curema*, M *incilis* y *M liza*) respectivamente. También mojarra (*Eugerres plumieri*) y bagre (*Ictalurus punctatus*), entre otros.

Las muestras de pescados fueron trasladadas al laboratorio para evisceración, limpieza y disección muscular en búsqueda de larvas, se realizó la enumeración e identificación morfológica, los parásitos aislados de cada espécimen, se preservaron en formol al 10 %, y se aclararon, pasándolos por ácido acético durante 30 segundos. Posteriormente se sumergieron en etanol al 70 % durante 5 minutos, y en etanol más glicerina al 70 %; de igual forma se introdujeron en tolueno, butanol, etanol y finalmente glicerina, lo que permitió observar con mayor nitidez, mediante microscopía óptica, sus estructuras internas de interés taxonómico. Se reportó una prevalencia por *Contracaecum* spp de 97% y *Pseudoterranova* spp de 3%; el más alto grado de infestación fue lisa 88,8 % y mojarra 80%, verificándose además una carga parasitaria que va de 7 a 9 parásitos por espécimen. La prevalencia detectada se ha mantenido en aumento.

Exposición del caso

El estudio de caso es un método de investigación cualitativa que contribuye a visibilizar acciones humanizadas y holísticas (12), en esta oportunidad en beneficio de una comunidad de pescadores por ejemplo el sector Pantano Abajo de la ciudad de Coro (ver Figura 2) una populosa barriada caracterizada por habitar gente muy trabajadora, en otrora quien no era albañil, era pescador y entre los pescadores famosos de Pantano Abajo se recuerda a Pedro Chirinos, Elías Primera, Juan Medina, Cecilio Amarante, Diógenes Ruiz, Mamerto Colina, Concepción Guanipa, Teodoro Guanipa, Faustino Chica, Eusebio Amarante entre otros.

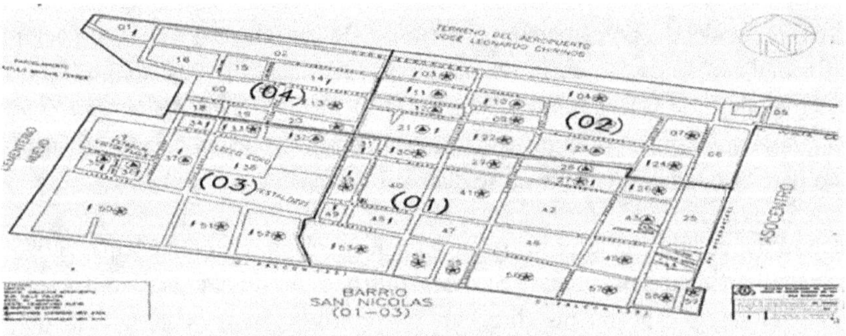

Figura 2. Plano del Sector Pantano Abajo de Coro. Fuente: (13).

La zona de pesca ubicada en la costa occidental del Istmo de médanos, mejor conocida como Médano Blanco (ver Figura 3) dista entre 6 y 7 kilómetros del sector Pantano Abajo de la ciudad de Coro, distancia que recorrían estos pescadores en tres (03) horas con un canasto de pescado en la espalda; una travesía normal en temporada seca a diferencia de cuando llovía, ya que la salina se tornaba resbalosa pero, era el camino que había que transitar para traer el pescado a la comunidad de Pantano Abajo, destinado al consumo de la familia y la venta entre los vecinos; hoy lo hacen en vehículos de doble tracción.

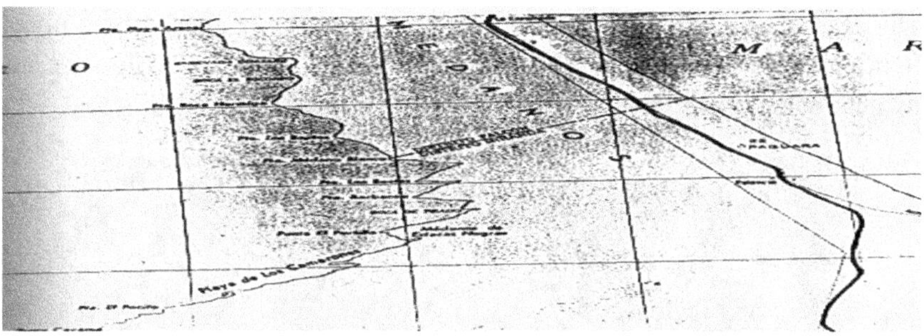

Figura 3. Zona de pesca costa occidental del Istmo de médanos. Fuente: (4).

Debido a la naturaleza del estudio de caso, en las unidades de análisis se indagó de manera exploratoria mediante un diagnóstico participativo, usando como técnicas de recolección de datos la observación directa en visitas a la zona de pesca de la comunidad del sector Pantano Abajo y al centro dispensador de salud (ambulatorio urbano), también entrevistas no estructuradas a cinco pescadores adultos mayores de la población de familias vinculadas a la actividad pesquera en la costa de Médano Blanco municipio Miranda del estado Falcón, quienes en general conviven entre el área rural y urbana, (13), son de escasos recursos económicos y faenan en la pesca acompañados de familiares y vecinos.

El diagnóstico participativo realizado a través de la observación directa, en visitas realizadas a el área de pesca al sector Pantano Abajo con entrevistas no estructuradas, en una muestra de cinco pescadores adultos mayores, permitió conocer que no han recibido asesorías sobre niveles de organización, tampoco les han sido ofertados desde la Unidad Sanitaria competente, cursos de manipulación higiénica del pescado; por tanto los pescadores no han podido vincularse en programas de organización comunitaria y de capacitación. No han recibido la visita de inspectores de sanidad en sus casas, lugar donde manipulan el pescado, ni en las calles cercanas a sus hogares, lugares de realización de la venta ambulante del pescado, sin permiso sanitario para su comercialización.

La evisceración del pescado es realizada por algunos pescadores en la orilla del mar una vez realizada la captura con redes de ahorque o arrastre artesanal, descartando el contenido gastrointestinal en el mar y, alrededores de las rancherías (palafitos); otros pescadores lo llevan a tierra firme en la localidad de su domicilio, sector Pantano Abajo y descartan los desperdicios y vísceras en los alrededores de la zona de la pista de aterrizaje del aeropuerto local. Varios de los entrevistados respondieron que no aplican ningún proceso tecnológico como congelación o refrigeración del pescado, ni medida higiénica para el procesamiento del pescado una vez capturado, luego de eviscerado se comercializa de manera ambulante (ver Figura 4) al aire libre.

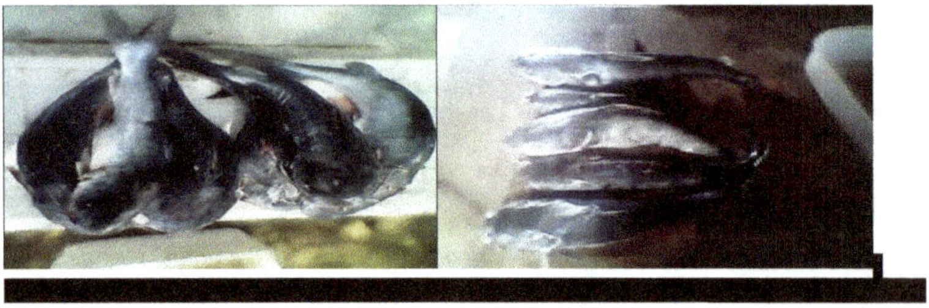

Los adultos mayores expresaron que existen aproximadamente 90 pescadores artesanales o volapié, quienes comparten labores de pesca en la zona con unos 42 dueños y marinos, quienes poseen 11 embarcaciones y cinco caladores de pesca, para una producción estimada de 11.000 kg/mes. Manifestaron además ver siempre el parásito tipo espagueti (ver Figura 5), que lo ven cuando evisceran el pescado, Sin embargo, desconocen más detalles del mismo.

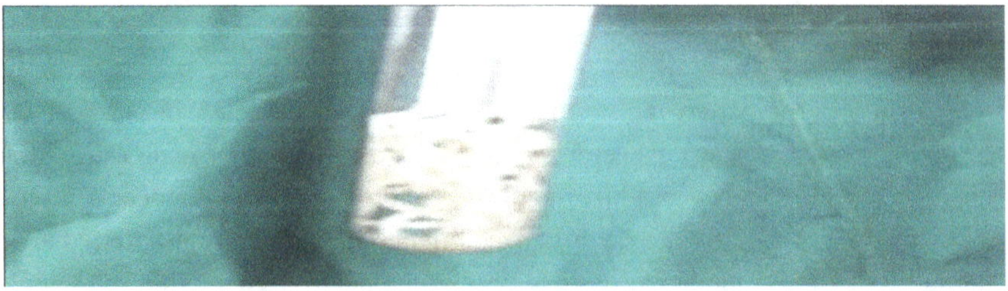

Figura 5. Larvas adultas de parásitos de la familia Anisakidae.

Fuente: (4).

Admiten que las diarreas (problemas gástricos), así como, la necesidad de nebulizar a los miembros de la familia, por síntomas respiratorios han sido común en el tiempo que desarrollan la actividad. A la pregunta sobre la forma de preparación del pescado para el consumo, manifestaron el predominio por el pescado frito o en sopa, con buena parte de habitantes que prefiere salado, seco-salado o en vinagre. Estas tres últimas preparaciones todavía presentan riesgos de contaminación para el consumidor.

CONCLUSIONES

El principal factor de riesgo para los pescadores adultos mayores y su familia es el desconocimiento de los parásitos de la familia *Anisakidae*, que lo pueden convertir en huésped accidental del parásito causante de la *anisakiasis*, enfermedad parasitaria zoonótica, efecto que se potencia por la alta prevalencia del parásito, que se ha reportado en la zona de Médano Blanco estado Falcón.

La presencia de hospedadores definitivos e intermediarios, propios del ciclo evolutivo del parásito, se considera un factor de riesgo asociado a los peces capturados en la zona, que comprometen la salud del consumidor final. La contaminación de los pescadores y su familia se fortalece por la falta de organización, formación y capacitación sobre la manipulación higiénica del pescado, del manejo y la disposición de los residuos, o desechos de la evisceración y limpieza del pescado, tanto en la zona de captura como en el hogar.

Hoy se suma un grave riesgo particular para las familias y otros consumidores de pescados que no han sido sometidos al cumplimiento de medidas higiénicas sanitarias que impliquen consumir alimentos seguros por otra parte expuestos producto de patrones socio culturales y de costumbres, a comer pescado crudo, ahumado, salado, en vinagre, en el microonda o a la plancha, los cuales constituyen mecanismo culinarios, que no garantizan la eliminación del parasito y su consecuencia en la salud pública.

RECOMENDACIONES

Implementar programas de educación sanitaria sobre la *anisakiasis,* como enfermedad zoonótica que requiere divulgación y niveles de prevención sobre su agente causal el parásito *Anisakis* con importancia mundial.

Mantener un monitoreo de la presencia de parásitos anisakidae en la costa occidental del Istmo de médanos (Médano Blanco).

No consumir platos preparados a base de pescado crudo, salado, seco-salado o en vinagre de las especies de: M *liza*, M *curema* M *incilis* y *Eugerres* spp, específicamente liza, taina, candilete, lebranche, guranaro y mojarra.

Investigar sobre la relación que pueda existir entre los casos de enfermedades como dolor abdominal, diarreas, vómitos y asma, que mensualmente se registran como actividades de enfermería del ambulatorio urbano del sector Pantano Abajo de Coro municipio Miranda estado Falcón que pudieran ser reacciones de hipersensilidad (Alergias), y a las afecciones digestivas que produce el parásito, es decir, cuadros típicos de anisakiasis digestiva o respiratoria.

Referencias

1. Krestel management, (2017). *HACCP-Evolución de un plan de requerimientos de alimentos seguros.* Disponible en URL: http://www.krestelmanagement.com. [Consulta 31 de julio de 2018].

2. Organización de las Naciones Unidas para la Alimentación y la Agricultura (FAO). (2015). *El estado mundial de la pesca y la acuicultura.* Pesquerías y Departamento de Acuicultura de la FAO, Roma, 242 pp.

3. Robaina, G. (2018). *¿Qué es un plan HACCP? y potenciales peligros asociados con los productos pesqueros y piscícolas.* Información Agricultura y Ganadería. Mundo Agropecuario. Disponible en URL: https://mundoagropecuario.com [Consulta: 10 de octubre 2018]

4. Bracho Espinoza, H. (2016). *Effects of High Prevalence Anisakis in Fish Caught in the White Coast Médano, Falcon State, Venezuela on the Consuming Population.* Science Journal of Public Health. Vol. 4, No. 4, 2016, pp. 279-283. doi: 10.11648/j.sjph.20160404.12 (07 de junio de 2016)

5. Bracho Espinoza, H. (2018). *Los laboratorios de vigilancia de los factores de riesgo ambiental y su importancia en salud pública.* Revista Conocimiento. Libre y Licenciamiento CLIC 948-1126-1-SM. 18 (9):112-130. CONVITECENDITEL. Mérida. (25 de octubre de 2018)

6. Álvarez, F. Ferrer, O. Pomares, O. (2013). *Caracterización preliminar de la Tecología pesquera del Golfete de Coro, Venezuela: Una herramienta para el manejo y la validación del conocimiento local.* Trabajo de grado presentado para optar al título de maestría en ciencias biológicas. Mención ecología acuática. Universidad del Zulia Venezuela.

7. Bao, M. Pierce; G.J. Pascual, S, González-Muñoz, M. y otros (2017). *Assessing the risk of an emerging zoonosis of worldwide concern: anisakiasis.* Scientific Reports. 7: 43699. Doi: 10.1038/srep43699.

8. Ruiz, L. and Vallejo, A. (2013). *Parameters of infection by nematodes of the family anisakidae that parasitize mullet (Mugil incilis) in the bay of Cartagena* (Colombian Caribbean). Rev. INTROPICA. Vol. 8: 53-60. (05 de diciembre de 2013)

9. Martínez, E. Loaiza, L. Bastidas, G. (2009). *Anisakiosis* Rev. Comunidad y Salud. Vol.7 (2) 18-22.

10. Bracho Espinoza H. (2014). *Prevalence of parasitism by Anisakis in simple of fish caught in coastline of the Golfete of Coro, Venezuela.* Science Journal Public Health. Vol. 2, No. 6, 2014, pp. 513-515. doi: 10.11648 / j.sjph.20140206.12. (29 de octubre de 2014)

11. Bracho-Espinoza, H. Molina, J. Pirona, M. y Cordero, M. (2013). *Nematodo de la familia Anisakidae en productos de pesca, Litoral Médano Blanco, Estado Falcón, Venezuela.* FCV-LUZ / Vol. XXIII, No. 2, pp.163-167. (31 de enero de 2013)

12. Orkaizagirre Gómara, A. Amezcua, M. Huércanos Esparza, I. y Arroyo Rodríguez, A. (2014). *El Estudio de casos, un instrumento de aprendizaje en la relación de cuidado.* Index. Enferm. Vol. 23 No. 4 http://dx.doi.org/10.4321/S1132-12962014000300011.

13. Blanco, H (2010). *El Pantano de Coro: Pantano Abajo. Un pantano de confusión.* Disponible en URL: www.blogspot.com/2010/09/pantano-Abajo.html [Consulta 25 de octubre 2018].

III. Riesgos de anisakiasis por ingesta de pescado insuficientemente cocinado en costas del golfete de Venezuela.

Introducción

La Anisakiasis es una enfermedad frecuente en todo el mundo causada por la ingestión de larvas de nematodos de la familia Anisakidae (1, 9), la presencia de parásitos en los productos de la pesca (pescado crudo o poco cocinado); constituye un riesgo sanitario. El pescado deberá consumirse cocido o congelado previamente a -20°C. por 48-72 horas para prevenir la enfermedad (7 - 9). Algunas especies de Anisakis originan enfermedades graves con síntomas de carácter gástrico o alérgico, tras la ingestión de pescado parasitado, los parásitos pertenecientes a la familia Anisakidae (*Anisakis* spp, *Contracaecum* spp y *Pseudoterranova* spp*)* representan un riesgo para la salud pública, por su carácter zoonótico y causante de serias lesiones a los humanos (1, 5, 6, 8, 9), es por ello que se considera oportuno conocer el grado de parasitación que presentan algunos productos pesqueros (peces) capturados, en aguas del Golfete de Coro, municipio Miranda, ubicado en la región norte centro del estado Falcón, Venezuela (5,7).

El reservorio de estos Anisakis está constituido por mamíferos acuáticos generalmente, ballenas (*Balaenoptera musculus*) y delfines (*Delphinus delphis*). Los huevos excretados eclosionan en el agua, transformándose en larvas en estadio 2, que son microscópicas, nadan libremente y son capaces de sobrevivir 2-3 meses. Al ser ingeridas por pequeños crustáceos integrantes del plancton (primer hospedador intermediario), en ellos tendrán lugar la transformación de las larvas al estadio 3, que son infectivas para peces y calamares, en los cuales una vez ingeridas, migran desde el intestino a los tejidos, sobre todo a la cavidad peritoneal y crecen hasta alcanzar tamaño macroscópicos de hasta 3 cm. o más de longitud (3). Estas larvas pueden transmitirse de un pez a otro por depredación (4, 5, 7- 9,).

Materiales y Métodos

En este estudio descriptivo y de tipo transversal se analizaron muestreos intencionales no probabilísticos de pescado capturado en el Golfete de Coro, municipio Miranda, estado Falcón. Se muestrearon 90 especímenes de cada una de las especies: *Mugil lisa,*

Mugil curema y *Eugerres* spp, durante junio y julio del año 2010 y se repitió en el año 2011.

Se realizó en los peces capturados una incisión en la región ventral, desde la boca hasta el ano, para la evisceración, se revisó el tubo gastrointestinal, órganos anexos (hígado) y el canal hemal de la columna vertebral; se hizo debridación y disección de los músculos en búsqueda de parásitos en su tercer estado larvario (L·3). Se colectaron los nematodos, se fijaron en alcohol 70% glicerinado.

Resultados y Discusión

En el Golfete de Coro, específicamente en el sector Médano Blanco, se capturaron peces con altas cargas parasitarias; una zona en la cual están dadas todas las condiciones para que exista la presencia de nematodos del género *Anisakidae*, debido a la presencia de gran cantidad de aves migratorias y reptiles, los cuales actúan como hospedadores definitivos (1,5) Existe riesgo sanitario derivado del manejo inadecuado del pescado capturado sin ser eviscerado inmediatamente dando tiempo que el parásito migre de las vísceras al músculo, y sin la debida congelación, soporte logístico con el que no cuentan los pescadores artesanales. Es necesario educar a la población para seguir las medidas básicas recomendadas por los organismos de seguridad alimentaria, para garantizar inocuidad, específicamente el pescado comercializado en el municipio Miranda, del estado Falcón (5), ya que se detectó la presencia del parasito Anisakis en vísceras y en músculos de las especies *Mugil liza, Mugil curema y Eugerres* spp capturadas en el Golfete de Coro, en un 100% y que son pescados usados para el consumo del grupo familiar.

Una vez identificados todos los Anisakidos se determinó que existe una marcada diferencia entre las especies de parásitos observados, en *mugil lisa y mugil curema,* el *Contracaecum* spp representó el 97%, indicando que es el principal nematodo de la familia Anisakidae presente en el Golfete de Coro.

Estos resultados guardan relación con el reporte (1), quienes señalan hasta el 48% de parasitosis por *Contracaecum* spp en pescado que se expende en el mercado mayor de Coche en Caracas, Venezuela. También se relaciona con el reporte (5) quienes demostraron una incidencia de 75% para la especie *Contracaecum* spp en el Golfete de Coro. Tabla 1

TABLA 1. Géneros de la familia anisakidae identificados en las muestras de pescado (Mugil liza o Mugil curema y (Eugerres spp). en el Golfete de coro.

Géneros identificados	Porcentaje detectado en *Mugil liza* o *Mugil curema* y *Eugerres* spp *2010* *	Porcentaje detectado en *Mugil liza* o *Mugil curema* y *Eugerres* spp. *2011* *
Contracaecum spp	97%	97%
Pseudoteranova spp	3%	3%

**Periodo de Muestreo*

Conclusiones:

Es alarmante el aumento del parasitismo por Anisakidos en el Golfete de Coro, estado Falcón y la colonización por parte del parasito en la zona. En el año 1991 se reportó un 75% de incidencia y en ésta investigación se encontró 97%, principalmente por *Contracaecum* spp. Demostrándose que la zona tiene factores predisponentes que hacen que se mantenga y aumente la prevalencia de la parasitosis en los peces capturados y, por ende el riesgo para la salud de los consumidores.

Referencias

1. BANDES, A.; SELGRAD, S.; RIOS de S, M.; HANS, M. Nematodos de la familia Anisakidae en el pescado fresco que se expende para el consumo humano en Caracas, Venezuela. Rev. INHRR, 36 (2):44-71.2005.

2. LANTIGUA, I. Anisakis, el parásito del pescado. Infecciones Gástricas. 2006. Servicio de Veterinaria del Departamento de Salud Pública. Cataluña, España. En Linea: http:www. elmundo.es>portada>salud>medicina. Mundinteractivos, S.A 12.12.06.

3. MUÑOZ, P. pseudoterranovosis. Rev Chil. Infectol. 25 (3): 205-206. 2008.

4. MYERS, B.J. The nematodos that cause anisakiasis J. Food Technol. 38(12): 774-782.1975.

5. PETIT, P.; GUZMAN, S.; RAMIREZ, R. Endemia por nematodes (*Contracaecum* spp) en peces mugílidos del golfete de Coro. Venezuela. Edo Falcón. Rev. Acta Científ. venez. 42: Supl. 1.500. 1991.

6. RODRIGUEZ, M.; TEJADA, M.; GONZÁLEZ, M.; MONEO, I; SOLAS, M. Métodos de extracción y detección de antígenos a Anisakis en alimentos destinados al consumo humano y animal. Consejo Superior de Investigaciones Científicas (CSIC), Fundación para la Investigación Biomédica del Hospital Carlos III. España. Patente de Invención ES 2 340 978 B1. Pp.01-14. 2011.

7. SOLAS, M.T.; MONEO, I.; TEJADA, M.; MUÑOZ, M.; RODRÍGUEZ, M.; GONZÁLEZ, M; *Anisakis* antigens detected in fish muscle infected with *Anisakis* simple L3. J.Food Protec. 71: 1273-1276. 2008

8. TORRES, P.; MOYA, R; LAMILLA, J. Nematodos anisakidos de interés en salud pública en peces comercializados en Valdivia, Chile. Arch. Med. Vet 32: 107-113.2000.

9. ZULOAGA, J.; ARIAS, J.; BALIBREA, J. Anisakiasis digestiva. Aspecto de interés para el cirujano. Departamento de Cirugía Hospital Clínico. San Carlos, Universidad Complutense de Madrid-España. Rev. Cir. Esp. 75 (1):9-13.2004.

IV. El ciclo evolutivo de parásitos de la familia *Anisakidae*, hacia una prospectiva de medidas sanitarias de control.

Introducción

La presencia de larvas de nematodos en los peces generalmente corresponde a especies de la familia *Anisakidae* (1), caracterizados por ser gusanos redondos sin segmentación (2). Según (3), la presencia de anisakidos en el hospedador no genera alteraciones fisiológicas importantes en algunos casos. Sin embargo, evidencias científicas sugieren problemas asociados con el consumo de pescado crudo o mal preparado, parasitados por nematodos de la familia *Anisakidae*, los cuales causan al ser humano anisakiosis o anisakiasis, una parasitosis del tracto digestivo (4) y reacciones de hipersensibilidad debido a los alérgenos del parásito (5 - 8). En Venezuela se conoce muy poco del diagnóstico de esta enfermedad.

Según (9), el reservorio de parásitos de la familia *Anisakidae,* está constituido por mamíferos acuáticos generalmente, ballenas (*Balaenoptera musculus*) y delfines (*Delphinus delphis*), habitando su estómago (Figura 1). Además en el plancton, crustáceos, cefalópodos y peces. Los huevos no embrionados se expulsan con las heces pasan por diferentes huéspedes de transporte o paraténicos, mientras van evolucionando, eclosionan en el agua, transformándose en larvas en estadio 2, que son microscópicas, nadan libremente y son capaces de sobrevivir 2-3 meses. Al ser ingeridas por pequeños crustáceos integrantes del plancton (primer hospedador intermediario), en ellos tendrán lugar la transformación de las larvas al estadio 3, que son infectivas para peces y calamares, en los cuales una vez ingeridas, migran desde el intestino a los tejidos, sobre todo a la cavidad peritoneal y crecen hasta alcanzar tamaño macroscópicos de hasta 3 cm. o más de longitud.

Desarrollo

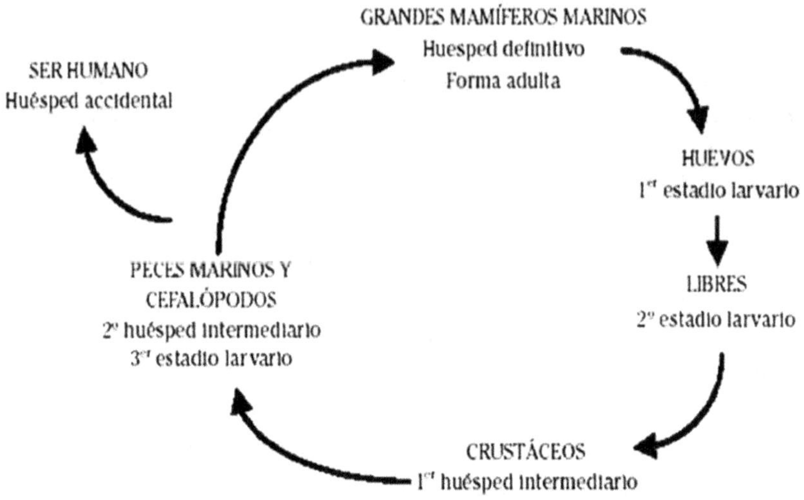

Figura 1. Ciclo biológico del *Anisakis*.

(10) Reportó que estas larvas pueden transmitirse de un pez a otro por depredación, cuando los peces infectados son ingeridos por ballenas, delfines u otros hospedadores definitivos, las larvas penetran en la mucosa gástrica y se convierten en adultos, y de esta manera se cierran el ciclo vital del parásito (11).

En la línea costera Médano Blanco que comprende los municipios Miranda y Falcón del estado Falcón, Venezuela, existen condiciones ecológicas predisponentes para la presencia de nematodos de la familia *Anisakidae* en productos de la pesca, es decir, hospedadores intermediarios y definitivos (aves migratorias, reptiles, crustáceos y cefalópodos importantes en el ciclo biológico), así como también, diferentes géneros de anisakidos, larvas infectivas L3 que de manera accidental pueden parasitar a los humanos, sin importar la edad, (12). Estos parásitos son responsables de causar enfermedades gástricas o duodenal, intestinal y reacciones alérgicas. En esta faja costera mediante métodos y artes de pesca tales como: la pesca de arrastre de orilla y el calado, se capturan peces de la familia *Mugilidae* y *Eugerridae*, con cargas parasitarias de anisakidos elevadas, que en promedio oscilan entre 7.9 y 9,2 parásitos por espécimen (13), ubicados en la cavidad digestiva en un 83%, en órganos en un 46% y tejido muscular 4%.

(12). En un estudio exploratorio explicativo, realizado mediante el diagnóstico participativo, entrevistas, encuestas y observaciones directas, realizadas en el área de estudio demuestran que en la Costa de Médano Blanco, municipios Miranda y Falcón, estado Falcón, Venezuela persisten factores predisponentes (propios del ciclo evolutivo del parásito), tal como lo sostienen: (14 - 16), que hacen mantener y aumentar la prevalencia de parásitos de la familia Anisakidae en peces capturados y por tanto se mantiene un riesgo inminente para la salud de los de los pescadores y consumidores en general; donde no se siguen los lineamientos de la (17), de garantizar alimentos inocuos a la población.

Algunas especies de *Anisakis* originan enfermedades graves con síntomas de carácter gástrico, intestinal o alérgico (18 - 21), tras la ingestión de pescado parasitado por la familia *Anisakidae*: (*Anisakis* spp, *Contracaecum* spp y *Pseudoterranova* spp) que tienen carácter zoonótico, causan serias lesiones en humanos (20 - 24). Se ha encontrado mundialmente en multitud de especies y en estudios realizados en el estado Falcón, Venezuela (12) registran un predominio en las especies: *Mugil incilis, Mugil liza, Mugil curema y Eugerres spp,* donde es importante conocer el grado de parasitación, prevalencia e incidencia de parásitos que presentan estas especies de bajo valor comercial destinados siempre al consumo del grupo familiar de los pescadores en los municipios: Miranda y Falcón del estado Falcón.

La Anisakiasis o anisakiosis, es una enfermedad parasitaria frecuente en todo el mundo causado por la ingestión de larvas de nematodos de la familia *Anisakidae* (21), o por restos del parásito, en países donde se acostumbra a comer pescado crudo o semi crudo (25).

(26), Concluyó, que el principal factor de riesgo asociado a los humanos es el desconocimiento de esta zoonosis, aunado al consumo de especies de pescado consideradas de bajo valor comercial, donde la incidencia de parásitos es mayor. (13). Estableció que es alarmante el aumento del parasitismo por anisakidos en peces capturados en la faja costera de Médano Blanco, estado Falcón, ya que en el año 1991 se reportó un 75% de incidencia y en la actualidad se encontró una incidencia de 97%, principalmente por *Contracaecum* spp. Prevalencias similares o más altas se han reportado en el caribe colombiano (27).

Se justifica abrir las alarmas de vigilancia epidemiológica en Venezuela y en Sur América, debido a que las prevalencias de infestación encontradas en las muestras superan el 97% para el género *Contracaecum* spp, demostrándose que es el principal nematodo de la familia *anisakidae* presente tanto en Venezuela como en Colombia. En la Zona pesquera de Médano blanco (Venezuela), del género *Pseudoterranova* spp se encontró solo el 3% y en la Bahía de Santa Marta, Colombia supera el 80%.

En Venezuela la presencia de parásitos en los productos de la pesca, deberá ser controlado con profilaxis, medidas higiénicas como consumir el pescado cocido, o sometido previamente a congelación a -20°C por 48 a 72 horas para prevenir la enfermedad (28 y 29). En la legislación sanitaria de algunos países se han establecido medidas preventivas, con lo que han logrado disminuir la incidencia de la enfermedad.

Cuando enfocamos hacia una prospectiva de medidas sanitarias de control, o se habla de consideraciones de control preventivo, se amerita plantear el establecimiento de un plan de requerimientos de alimentos seguros, basado en el análisis de riesgos y control de puntos críticos (HACCP), (30 y 31). Este plan de seguridad de alimentos va a estar constituido por un paquete de documentos escritos, fundamentados en los principios de seguridad de alimentos; que contendrá: el análisis de riesgos; controles preventivos; programas a implementar en la cadena de suministros; delineamiento de los procedimientos para ser seguidos por monitoreo, acciones correctivas y procedimientos verificación. Se argumentaran acciones para establecer obligaciones bajo jurisdicción regulatoria (leyes y decretos) para el pescado, en cuanto a la pesca o captura, manipulación a bordo o en la orilla y mecanismos de conservación hasta el expendio; que dé lugar a un manual de buenas prácticas de manufactura, análisis de riesgo y controles preventivos de riesgos para la regulación de alimentos de origen marino para consumo humano, fundamentados en el Manual de Manufactura Segura; procesamiento, empaque y almacenamiento de productos alimenticios para humanos tomando como ejemplo el publicado en los Estados Unidos, en el año 2017(31).

Establecer estas regulaciones amerita que las actividades sean desplegadas dentro de un programa de control calificado (con personal formado) quienes recibirán sucesivamente un entrenamiento completo en el desarrollo y aplicación de controles preventivos (30), basados en el riesgo, de acuerdo con lo establecido en las normativas legales vigentes en Venezuela (32, 33), para los sistemas de producción de alimentos.

El HACCP puede ser aplicado a través de la cadena alimenticia desde la zona de producción o captura, manejo y almacenamiento a bordo o en la orilla en caso de pesca artesanal, evisceración, transporte refrigerado/congelado hasta el servicio en la mesa; con el objetivo de producir alimentos seguros que no van a causar daño o perjuicio en el público consumidor. Se identificaran los riesgos potenciales ya sean biológicos (parásitos) o químicos (alérgicos) y los métodos para eliminarlos, controlarlos o reducirlos a un nivel aceptable.

Probablemente muchos crean que Venezuela pueda estar dando signos de fragmentación en su entorno latinoamericano, y quizás a muchos imaginen ejemplos de ello. Pero si visualizamos la situación desde una perspectiva histórica, por lo general, los períodos de fragmentación se producen cuando la sociedad está comenzando a asimilar una nueva diversidad. Afortunadamente los grandes cambios de paradigma hoy se caracterizan por tomar en cuenta lineamientos mundiales en cuanto a los mecanismos de prevención de la salud. (34 y 35); encaminados hacia una mayor atención a las personas, con principios de inclusión de los más desfavorecidos, en virtud de superar las desigualdades en salud. Esta alternativa requiere ser priorizada en el ámbito de la salud de Venezuela y Latinoamérica, para hacer frente con la sociedad civil organizada y los gobiernos a buscar solución a situaciones problemáticas que en materia de salud aquejan a la población; despertando un aspecto que se ha convertido en una prioridad para la población; despertando un mayor interés por parte de la comunidad científica (33, 36).

No hay duda de que el mundo se beneficiará de los resultados del proceso de eliminar los riesgos de padecer enfermedades. El aumento del optimismo atraerá energías renovadas y mentes brillantes hacia el ámbito de la salud mundial, y eso reforzará la lucha contra enfermedades como la anisakiasis inclusive en países donde el diagnóstico es casi desconocido como Venezuela, y para el cual se aspira registre la misma intensión que para el sarampión, la malaria, la tuberculosis y el sida. (33).

Referencias Bibliográficas

1. Baeza MJ, Zubeldia M, Rubio A. Anisakis simplex Alergy. Journal of the World Allergy Organization. 2001; 13 (6): 242-249.

2. Negro Álvarez JM. Alergia Anisakis simplex. 2007. Sección de alergología, Facultad de Medicina, Universidad de Murcia, España. Disponible en: http://www.alergomurcia.com/tools/pdf/ANISAKIS. pdf. Consultado 09 de octubre 2018.

3. Olivero JO, Ávila RB. Parásitos en peces colombianos: ¿están enfermando nuestro ecosistema? Universidad de Cartagena, 2017; https://www.researchgate.net/ ...presencia_de_nematodos_contraecum_en_ peces colombianos. Consultado 09de octubre 2018.

4. Gazeta Microbiológica. Anisakiosis, Anisakiasis o Anisakidosis. Boletín Informativo sobre Microbiología. Centro de Análisis. Clínica Rotger. Nº 8. 2006. Disponible en: https://www.yumpu.com./es/document/view/40183860.

5. Audicana MT, Ansotegui IJ, Fernández de Corres L, Kennedy MW. Anisakis simplex: dangerous —dead and alive? Trends in Parasitology 2002; 18: 20-25.

6. Audicana MT, Fernández de Corres L, Muñoz DE, Fernández JA, Navarro A, Del Pozo MD. Recurrent anaphylaxis caused by Anisakis simplex parasitizing fish. Journal of Allergy Clinical Immunology 1995; 96: 558-560.

7. Gómez JM, Gérez M, Sangronis. E, Wall T, González A, Garcia M. Hypersensitivity reactions and gastrointestinal manifestations caused by ingestion of Anisakis simplex parasitized fish. Semergen. 2006; 25: 792-797.

8. Barros C, Manzarbeitia F, Lopez-Velez R. Reactivity allergic to Anisakis simplex and its association with bronchial asthma in schoolchildren in the state of Nueva Esparta, Venezuela. Bulletin malariology and environmental health. 2008; Vol. XLVIII, No. 2.

9. Thusfield M. Prevalencia de enfermedades. Epidemiología Veterinaria. 11 ed. Zaragoza, España. Acribia S.A. 1990. p 207-217.

10. Cuellar M, Fontanillas J, Pérez, J. Biology and epidemiology of larval anisakidosis. Disease herring. Complutense University. Madrid, Spain . Rev. Cs. Vet. 1991; 4: 57-61.

11. Guerra A, Marín G. Algunos aspectos biológicos y pesqueros del lebranche (Mugil liza) en la laguna de Unare, estado Anzoátegui, Venezuela. Zoot. Trop. 2002; 203:287-305.

12. Bracho Espinoza, H. 2016. Effects of High Prevalence *Anisakis* in Fish Caught in the White Coast Médano, Falcon State, Venezuela on the Consuming Population. Science Journal of Public Health. Vol. 4, No. 4, 2016, pp. 279-283. doi: 10.11648/j.sjph.20160404.12

13. Bracho-Espinoza HB, Molina J, Pirona M, Cordero M. Nematodos de la familia Anisakidae en productos de la pesca línea costera Médano Blanco estado Falcón, Venezuela. Rev. Científica, FCV-LUZ 2013; Vol. XXIII, No. 2, 163 -. 167.

14. Fernandez W. Parasitism in commercial fish and their impact on public health. Animal Parasitología laboratorio. 2006; CENIAP. http://www.ceniap.gob.ve (Consultado 21 de septiembre de 2018)

15. Pardo S, Sumac A, Noble H. Suarez H. Contracaecum sp (Anisakidae) Hoplias malabaricus in fish captured in the Cienaga Grande de Lorica, Cordoba. Journal MVZ Cordoba 2008; 13: 1304-1314.

16. United Nations Organization for Food and Agriculture (FAO). The State of World Fisheries and Aquaculture. Fisheries and Aquaculture Department of FAO, Rome, 2015. 242 pp.

17. De la Torre MM. "et al". Allergy to *Anisakis* simplex. Annals of the health system Navarra. España. 2013; 26: 25-30.

18 Yasunga, H, Horguichi, H, Hashimoto, K. Kuwabara, H, Matsuda. The clinical features of intestinal anisakiasis in Japan. J. Am Trop. Med. Hyg. 2010; 83: 104-106.

19. Takei H, Powel S. Anisakidosis Intestinal (anisakiosis). Annals of Diagnostic Pathology 2007; 11: 350-352.

20. Zuloaga J, Arias J. Balibrea J. Anisakiasis digestiva. Aspects of interest to the surgeon. Department of Surgery. Clinical Hospital San Carlos. Complutense University. Madrid. Spain. 2004; 75 (1): 9-25.

21. Bandes A, Selgrad S, Rios S, M, Hans M. Nematodos de la familia Anisakidae en pescado fresco expendido para consume humano en Caracas, Venezuela. INHRR Rev. INHRR. 2005; 36 (2):44-71

22. Lantigua IF. Anisakis, the parasite of fish. Gastric infections. 2006. Servicios V http://www.elmundo.es salud Medicine. Mundinteractivos, S.A. (Consultado: 01 de octubre 2018)

23. Solas MT, Moneo I, Tejada M, Muñoz M, Rodríguez M, González M. Anisakis antigens detected in the muscle of fish infected with Anisakis L3 simply degraded. J. Food Protec. 2008; 71: 1273-1276.

24. Rodríguez M, Tejada M, González M, Moneo I, Solas M. The extraction methods and detection of antigens of Anisakis in food for human and animal consumption. Higher Council for Scientific Research (CSIC). The Biomedical Foundation Research Hospital Carlos III. Spain. It is Invention Patent 2,340,978 B1. 2011; p. 01-14.

25. López Rodríguez JM. Anisakiosis patologías provocadas en humanos. Servicio del Aparato Digestivo. Hospital Universitario Regional "Carlos Haya" IV. Jornada de Alimentación fuera del Hogar. 2005; Málaga, España.

26. Bracho Espinoza H. Prevalence of parasitism by Anisakis in a sample of fish caught on the coastline of Golfete of Coro, Venezuela. Science Journal of Public Health. 2014. Vol. 2, No. 6, 2014, pp. 513-515. doi: 10.11648 / j.sjph.20140206.12

27. Ruiz L, Vallejo A. Parameters of infection by nematodes of the family anisakidae that parasitize mullet (Mugil incilis) in the bay of Cartagena (Colombian Caribbean). Rev. INTROPICA. 2013; Vol. 8: 53 60

28. Myers BJ. The nematodes that causes anisakiasis J. Food Technol. 1975; 38 (12): 774-782.

29. Muñoz P. Pseudoterranovosis. Rev Chil. Infectol. 2008; 25 (3):205-206.

30. Krestel management. HACCP-Evolución de un plan de requerimientos de alimentos seguros. 2017. Disponible en: http://www.krestelmanagement.com. (Consultado 31 de Julio 2018).

31. Hochberg H, Hamer D. Hazards anisakidosis from the depths. Clin. Infect Dis. 2010; 51: 806- 812.

32. Comisión venezolana de Normas Industriales (COVENIN) 2018. Disponible en: http://www.sencamer.gob.ve (Consultado08 de Octubre de 2018).

33. Gofin J. y Gofin R. Fundamentos de la salud de la comunidad mundial. Serie Salud Pública Esencial. Reingelman R, Serie ed. Sudbury: Jones & Bartlett Learning. 2012.

34. Organización Mundial de la Salud. Carta de Otawa para la promoción de la salud.1986. Disponible en: http://www.who.int-healthpromotion/conferences/previous/otawa/en/. Consultado 08 de octubre 2018.

35. Organización Mundial de la Salud. Declaración de Yakarta sobre la Promoción de la Salud en el Siglo XXI. 1997. Disponible en: http://www.who.int-healthpromotion/conferences/previous/Yakarta/en/. (Consultado 08/10/2018).

36. Salud en las Américas PAHP-OPS. El papel de la sociedad civil y la comunidad en la formulación de políticas de salud. 2017. Disponible en:

http://www.paho.org/salud en las americas2017/?p=17 (Consultado 08/10/2018).

V. Enseñanza de la parasitología de nematodos con innovación educativa en Sur América

Introducción

En las costas del Caribe venezolano, colombiano y más allá en Suramérica adentro, están dadas las condiciones ecológicas que predisponen a la población a padecer la infestación con parásitos nematodos de la familia *Anisakidae.* La costa occidental del Istmo de Médanos, estado Falcón en Venezuela y las costas de Cartagena en Colombia, son consideradas de alto riesgo, por estar dadas todas las condiciones que garantizan la presencia de hospedadores intermediarios y definitivos de parásitos de la familia *Anisakidae*, responsables de causar una enfermedad parasitaria zoonotica emergente conocida mundialmente como anisakiasis, que cursa con síntomas gástricos y reacciones alérgicas en el humano.

La relevancia de este artículo se argumenta en la responsabilidad que tienen quienes trabajan en salud pública, de garantizar soberanía y seguridad alimentaria a la población, donde se hace necesario la formación y capacitación con niveles de conocimientos sobre los parásitos de la familia *Anisakidae*, los síntomas gástricos o alérgicos que desencadenan en los consumidores de productos marinos, tomando en cuenta principalmente a los pescadores, quienes faenan en las zonas pesqueras en cuestión. Según (1, 2), es conocido que esta población considerada en riesgo, no han recibido cursos sobre manipulación higiénica del pescado, nadie ha inspeccionado la labor, comercializan sin permiso sanitario, evisceran el pescado, crustáceos y cefalópodos y descartan los restos al ambiente, no refrigeran el pescado, han visto el parásito pero, desconocen detalles del mismo, siendo muy común padecer síntomas gástricos y respiratorios; constituyendo un riesgo para las personas el desconocimiento del parásito y de la enfermedad parasitaria que causan.

Desarrollo

A lo largo de la línea o faja costera Médano Blanco, estado Falcón y, en la Bahía de Cartagena, se capturan peces con carga parasitarias elevadas, también existe la presencia de crustáceos y cefalópodos que forman parte importante del ciclo biológico del parásito. Se ha detectado un riesgo sanitario importante, derivado del manejo inadecuado del pescado capturado, sin ser eviscerado inmediatamente, dando tiempo que el parásito migre de las vísceras al músculo. La pequeña y mediana empresa pesquera y los pescadores artesanales en general de bajos recursos económicos, no disponen del soporte logístico, que les permita hacer la congelación del pescado a bajas temperaturas, que garanticen la inactivación del parásito.

La prevalencia de los géneros y especies de parásitos anisakidos se ha observado en permanente evolución, ya que según han venido experimentando un incremento, donde los géneros: *Anisakis* spp *Contracaecum* spp y Pseudoterranova spp alcanzan entre el 97% y 100%, con altas cargas parasitarias, por encima de las indicadas por la Comunidad Económica Europea (CEE) (3), pudiéndose afirmar que son los principales nematodos de la familia *Anisakidae,* presentes en la zonas pesqueras de las costas indicadas, los cuales han colonizado los ecosistemas mencionados producto de la falta directrices sanitarias en materia de captura de productos marinos, manipulación a bordo y en la orilla, que afectan el panorama de posibles soluciones a situación problemática. Hoy se suma al riesgo señalado para la población en general la exposición a patrones socioculturales y costumbres novedosas de comer pescado crudo, ahumado, salado, en el microonda o a la plancha, los cuales constituyen mecanismo culinarios, que no garantizan la eliminación del parasito y su consecuencia en la salud pública.

En la prospectiva de esfuerzos o mejoras en este campo, de acuerdo con (4, 5), se ha propuesto implementar, con muy poco éxito, programas de educación sanitaria sobre la *anisakiasis,* como enfermedad zoonótica emergente que requiere divulgación y niveles de prevención sobre su agente causal el parásito *Anisakis* con importancia mundial. Es necesario reforzar y mantener monitoreo de la presencia de parásitos *Anisakidae* en las zonas costeras, desde la zona más al norte de Suramérica hasta la Patagonia pero, se realiza únicamente en institutos de investigación y universidades, sin lograr la participación de los gobiernos regionales como una política de salud. No es suficiente la educación sanitaria en cuanto a prevenir en la población, no consumir platos preparados a base de pescado crudo, salado, seco-salado o en vinagre de las especies de: *M liza, M curema M incilis y Eugerres* spp, específicamente liza, taina, candilete, lebranche, guranaro y mojarra. Falta efectividad en las acciones de Investigar y reforzar el diagnostico en función de la relación que pueda existir entre los casos de afecciones digestivas como: dolor abdominal, diarreas, vómitos y asma o reacciones de hipersensilidad (alergias), es decir, cuadros típicos de anisakiasis digestiva o respiratoria; que mensualmente se registran como actividades principales de enfermería en centros dispensadores de salud (4, 5).

La tendencia en cuanto a la búsqueda de soluciones a este problema se observa en los lineamientos de los organismos internacionales en materia de salud pública. Según (3

- 5),No hay duda que Suramérica se beneficiará de los resultados del esfuerzo de todos, en función de eliminar los riesgos de padecer una enfermedad, haciendo uso efectivo de la innovación en la metodología para identificar, planear, ejecutar y evaluar el impacto de las políticas estructurales en las desigualdades en salud en Venezuela y en Latinoamérica, en función de la salud, permeada por el incremento de la participación de la sociedad civil, clases sociales desfavorecidas y minorías, con igualdad de género para diseñar y evaluar políticas que disminuyan las desigualdades en salud.

Con respecto a los avances en este cometido, asimilamos la experiencia de países europeos atribuyéndole importancia a los proyectos de innovación en educación, proyectando como lo señalo (6), la enseñanza de la parasitología de nematodos, aprovechando entre otros los sistemas B- learnning usando aulas virtuales de aprendizaje, argumentados en la transposición didáctica de los contenidos correspondientes a la morfología de nematodos causantes de patologías en humanos, que ayuden a su identificación, mediante videos y microfotografías, es decir, animaciones interactivas en 2D, incluidos los ciclos biológicos, que ayudan en el diagnóstico morfológico de las enfermedades parasitarias zoonoticas. Esta constituye una herramienta importante sobre todo en Venezuela donde poco se enseña sobre *Anisakis* y anisakiasis (4, 6).

Entre las últimas innovaciones en este campo, sobre las cuales se tiene conocimiento encontramos, según (7) se han desarrollado y perfeccionado procedimientos de detección automática que permiten detectar las larvas de nematodos, ya sea para eliminarlas o para controlar su presencia, retirando lotes de productos marinos muy contaminados, Son métodos que utilizan una fuente de energía que incide sobre la muestra y, a través de un detector y una imagen, muestra los parásitos que infestan el pescado; no obstante, se entiende que para la pequeña y mediana empresa pesquera de muchos países resultan muy costosas. Estos métodos de detección de larvas algunas patentados y conocidos mundialmente están bajo la vigilancia del Cirulo de Innovación Biotecnológica (CIBT) (8), donde se pueden mencionar: la **transiluminacion (Candling) e iluminación con luz ultravioleta** a 366 nanómetros (nm), la **Digestión** y la **diferencia de conductividad**; sin embargo, así como tienen ventajas, tienen inconvenientes en cuanto a su aplicabilidad y funcionalidad.

Avances más recientes reportan métodos patentados que aún no están en el mercado, por ser prototipos de elevado costo que realizan la inactivación de las larvas de anisakidos una vez que ya están en el organismo del pescado, señalándose el de (7, 8) **Succión por vacío** el cual permite la fácil extracción de las larvas y su eliminación, es decir permite ejercer un control ambiental; además se conoce con patente en trámite, sin disposición de equipos la **Electrocución**, importante porque se puede implementar en embarcaciones pero, requiere estudios sobre el análisis organoléptico de los productos marinos a fin de analizar cambios. Finalmente cobra importancia el método de la inactivación de larvas con tratamientos de **Alta presión hidrostática (HHP)** reportada por (7), confirmándose que los peces grasos, como los de la familia Scombridae y Mugilidae (Caballa y liza), en combinaciones adecuadas de tiempo y presión, pueden eliminar larvas vitales de nematodos del género *Anisakis*. (8, 9).

Propuesta de enseñanza experiencia personal

En búsqueda de solución al problema de desconocimiento o la falta de información en la población, sobre la situación planteada anteriormente. se redactó una propuesta de unidad curricular con el propósito de poner al alcance del estudiante de ciencias médicas (Medicina y Veterinaria), los conocimientos sobre morfología, características de interés taxonómico de parásitos de la familia *Anisakidae*, ecología o hábitat (Ciclo evolutivo), sus mecanismos de patogenicidad y transmisión con la finalidad de que los aplique en el diagnóstico de la enfermedad parasitaria anisakiasis, la cual ocupa un riesgo inminente para la salud pública de Venezuela y Colombia.

Con un enfoque constructivista se aspira acumular en el estudiante, interpretaciones e interacciones sobre parásito *Aniskidae*, el ambiente, los estudiantes, la población en general, con énfasis en las familias de los pescadores, para constituir recursos educativos dirigidos a educar a la población para seguir las medidas preventivas básicas recomendadas, por los organismos de seguridad alimentaria, nacionales e internacionales, a fin de garantizar inocuidad del pescado. La presencia del parasito *Anisakis* en vísceras y en músculos del pescado es casi 100%, en las especies principalmente colonizadas por el mismo, específicamente: *Mugil liza*, *Mugil curema* y *Eugerres* spp, capturadas en las zonas pesqueras indicadas.

Esta unidad curricular en sus diferentes unidades temáticas tendrá carácter teórico y práctico, ya que el estudiante recibirá información teórica sobre los aspectos parasitológicos de la clase nematodo, específicamente parásitos de la familia *Anisakidae* y la anisakiasis, bien conectado con aspectos prácticos que permitan descriptivamente dilucidar las características de los géneros de parásitos anisakidos y sus consecuencias en los humanos que son huéspedes accidentales. La audiencia a la que estarían destinados los contenidos de esta unidad curricular, optativa para el programa de medicina y veterinaria, son: preferentemente los estudiantes de medicina y de veterinaria, quienes cumplan con el prerrequisito de haber cursado el sexto semestre del plan de estudios; donde cumplieron con la aprobación de los contenidos de parasitología que forman parte de la unidad curricular microbiología, o parasitología y enfermedades parasitarias, a fin de convertirse en agentes multiplicadores de estos conocimientos. También el público en general, debido al desconocimiento existente en la población.

En el desarrollo instruccional de esta unidad curricular se propone la aplicación de la teoría de la inteligencias múltiples, donde se aspira que el estudiante demuestre su inteligencia lingüística a través del aprendizaje temprano mediado de la lectura de la sustentación de la unidad temática, así como también de las referencias bibliográficas sugeridas y de la escritura correcta de los géneros y especies de parásitos y de los hospedadores intermediarios y definitivos involucrados en ciclo biológico de los parásitos de la familia *Anisakidae.* Por otra parte también que haga uso de su inteligencia intrapersonal que le proporcione habilidad para tomar conciencia de la situación problemática que significa para la salud pública la alta prevalencia de parásitos *Anisakidae* en costas de Venezuela y Colombia y, pueda evocar ideas convicciones y habilidades propias, de su inteligencia interpersonal, para emprender acciones como agente de cambio en los grupos poblacionales más afectados.

En el desarrollo de la unidad curricular se proponen recursos audiovisuales con tecnología avanzada como laboratorio de computación, con acceso a internet y material multimedia para el desarrollo de clases en línea, chat y foros. Salones de uso múltiple o laboratorio, con disponibilidad de microscopios ópticos. Sin embargo, en caso de no existir estos será suficiente, equipo de proyección provisto de video Bean, pantalla y computadora portátil, aunada a la bibliografía recomendada.

Reflexión: La salud pública es responsabilidad de los gobiernos. A los funcionarios capacitados del sector salud les competen: la organización de todos los servicios, y actividades que directa e indirectamente contribuyen a la salud de la población. Por lo tanto, debe haber una alta corresponsabilidad de la sociedad civil (Salud comunitaria), sector sanitario responsable de los centros dispensadores de salud, para identificar problemas, prioridades, análisis y aplicación de medidas sanitarias o programas de educación para la salud, contemplando acciones preventivas en beneficio de la salud de la gente, ayudando a superar el desconocimiento sobre esta enfermedad parasitaria en la población.

El pescado crudo o semi crudo es el vehículo de la enfermedad, causada específicamente por parásitos de los géneros: *Anisakis* spp, *Contracaecums* spp, y *Pseudoterranova* spp); que han viajado a través de los océanos y mares, traspasando fronteras, viven en el tracto digestivo, mesenterio, músculos y canal hemal de muchos especies de peces, Figura 1.

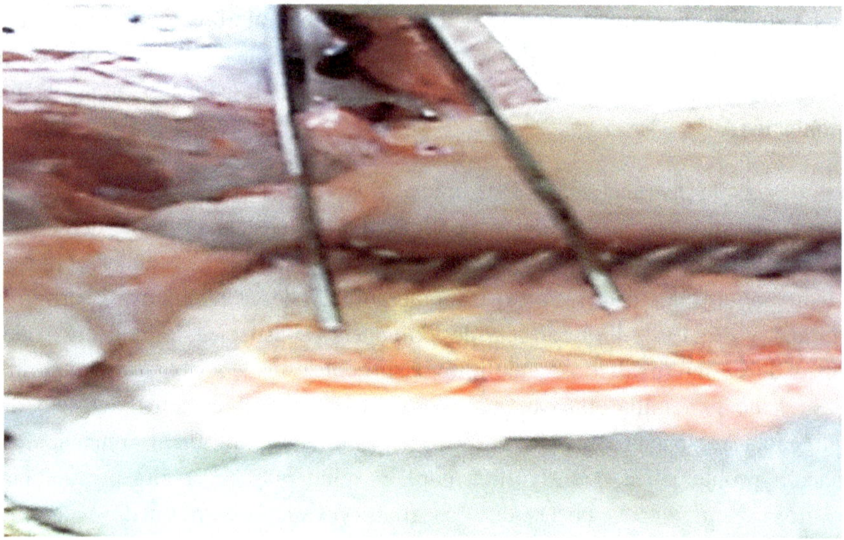

Figura 1. Parásitos Anisakidae en cavidad digestiva de peces. Fuente: (10)

Así como también, en crustáceos y moluscos donde los consumidores resultan predispuestos a padecer una infección con de reacciones de hipersensibilidad inmediata a antígenos de *Anisakis*, mediado por anticuerpos de IgE contra antígenos de *Anisakis*, es decir, en respuesta a detritos o restos del parásitos que son alergénicos, o con síntomas gástricos como plenitud, dolor epigástrico, diarrea, vómitos; cuando el hombre se convierte en huésped accidental del parasito.

Estoy convencido que esta propuesta y experiencia que me llevo al culminar el doctorado en ciencias de la salud en Venezuela, con investigaciones en este campo, son extrapolables a otras regiones del mundo donde la anisakiasis tiene prioridad en salud, por lo cual invito formalmente a los pares, a fin de que emprendamos acciones y gestiones similares en sus territorios, no hay duda de que el mundo se beneficiará de los resultados del esfuerzo de todos, en función de eliminar los riesgos de padecer una enfermedad. El aumento del optimismo atraerá energías renovadas y mentes brillantes, hacia el ámbito de la de la investigación sobre salud mundial, lo que reforzará la lucha contra muchas enfermedades de etiología diversa. Por otra parte no pueden subestimarse los niveles de prevención en Suramérica sobre enfermedades poco conocidas pero, latentes como la anisakiasis, inclusive en países donde el diagnóstico es casi desconocido como Venezuela, y para el cual se aspira, registre la misma intensión que para el sarampión, la malaria, la tuberculosis y el SIDA.

Referencias

1. Bracho H. 2018. Análisis Epidemiológico de la anisakiasis y sus vinculaciones económicas y familiares en Venezuela y Latinoamérica Rev. Arbit. Multidiscp. Salud y Vida. Vol. 2. 3: 50-69.

2. Bao M., Pierce G.J., Pascual S., González-Muñoz M., Mattiucci S., Mladineo I., Cipriani P., Bušelić I., Strachan N.J.C. 2017. Assessing the risk of an emerging zoonosis of worldwide concern: anisakiasis. ScientificReports. 7: 43699. Doi: 10.1038/srep43699.

3. Comunidad Económica Europea 2023. Anisakiasis. Agencia española de Seguridad Alimentaria. [Documento en línea]. Disponible en https://www.aesan.gob.es/AECOSAN/web/seguridad_alimentaria/subdetalle/anisakis.htm. [Consulta 2023 noviembre 21]

4. Bracho, H.R. (2023). Vigilancia epidemiológica de la anisakiasis en el Estado Falcón, Venezuela. MLS *Health & Nutrition Research, 2*(1), 36-49 https://www.mlsjournals.com/MLS-HealthNutrition

5. Robaina G. 2018. ¿Qué es un plan HACCP? y potenciales peligros asociados con los productos pesqueros y piscícolas. Información Agricultura y Ganadería. Mundo Agropecuario. [Documento en Línea] Disponible en: https://mundoagropecuario.com/2018/09/21/¿que-es-el-plan-haccp?-potenciales-peligros-asociados-con-los-productos-y-piscicolas/ [Consulta: 2018, octubre 10]

6. Gómez-Barrios A. 2018. B-learning en Helmintología: su aplicación al laboratorio virtual II. Proyecto de Innovación 67.Departamento de Parasitología. Facultad de Farmacia. Universidad Complutense de Madrid

7. Brutti, A. Pierpaolo R. Cavallero, S. D'Amelio S. Patrizia Danesi P. Arcangeli G. (2010). Inactivation of *Anisakis* simplex larvae in raw fish using high hydrostatic pressure treatments. Food Control 21 (2010) 331–333. doi:10.1016/j.foodcont.2009.05.013 Journal homepage: www.elsevier.com/locate/foodcont

8. Informe de Vigilancia Tecnológica: Métodos para la detección e inactivación de *Anisakis* simplex y patologías que produce. Círculo de Innovación Biotecnológica en Acuicultura. [Disponible en] https://www.aesan.gob.es/AECOSAN/docs/ [Consulta 2023, octubre 20]

9. Informe del Comité Científico de la Agencia Española de Seguridad Alimentaria y Nutrición (AESAN) (2009). Sobre la incidencia de la eliminación del pescado o partes del mismo en relación con la reducción de la prevalencia de la anisakiosis humana. [Disponible en] https://www.aesan.gob.es/AECOSAN [Consulta: 2023, noviembre 10].

10. Bracho Espinoza, H. 2016. Effects of High Prevalence *Anisakis* in Fish Caught in the White Coast Médano, Falcon State, Venezuela on the Consuming Population. Science Journal of Public Health. Vol. 4, No. 4, 2016, pp. 279-283. doi: 10.11648/j.sjph.20160404.12

www.ingramcontent.com/pod-product-compliance
Lightning Source LLC
LaVergne TN
LVHW022312200926
848481LV00004B/1301
9798892483087